하늘로 솟은 엉덩이

하늘로 솟은 엉덩이

고만재 지음

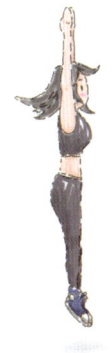

@ny class

| 프롤로그 |
칼을, 아니 줄자를 뽑았다

 칼을 아니, 줄자를 뽑았다. 더 이상 안 되겠다. 다들 열심히 하는 건 고맙다. 멋있다. 체력이 장난 아니다. 선수 뺨을 때리겠다. 선수용 프로그램을 다 소화한다. 대단하다. 그럼에도 불구하고 살이 빠지지 않는다. 건강한 돼지가 됐다. 건강해졌다며 고맙다고 한다. 허리가 튼튼해지고 엉덩이가 예뻐졌다고 한다. 그래? 그 정도면 됐다고 만족할 줄 알았나. 아니다. 당신들의 접히는 뱃살을 본 순간 결심했다.

 몸무게 따윈 뭐 그러려니 한다. 근육이 무거우니까. 뱃살은 아니다. 얼마나 열심히 가르치고 어떻게 땀을 흘렸나. 이건 아니다. 모처럼 당신들의 허리둘레를 쟀다. 줄자가 정상이 아니란다. 줄자가 잘못했단다. 그래. 당신들 잘못 아니다. 줄자 잘못이다. 10년간 써오던 줄자다. 의사가 선물한 줄자다. 놀랐지? 나도 놀랐다. 얼마나 먹으면 그럴 수 있나. 적게 먹는다고, 많이 안 먹는다고 하겠지.

그렇다면 운동으로 보여주자. 쫓아다니며 먹는 것까지 관리해줄 순 없잖은가. 의욕이 불타오른다. '네가 이기나 내가 이기나 해보자. 다 같이 미치자.' 그런 맘으로 운동을 가르친다. 아버지께서 살아생전 말씀하셨다. "미쳐서 가르쳐야 제자들이 반은 미친다." 열심히 가르치라는 당신식 표현이었다. 하지만 내게 주어진 시간은 한 시간도 안 된다. 하루 종일 먹은 것을 한 시간 만에 다 토해내긴 불가능하다. 좌절한다.

제자들을 구해야 한다. 설탕의 유혹에서, 맛집의 올가미에서, 먹방의 습관에서 구해야 한다. 적들은 예상대로 초고수다. 중원을 평정한 백 선생이다. 고수라 전투력이 상당하다. 적이 하나가 아니다. 웃으며 상대를 제압하는 빅마마도 있고, 요리사가 아닌 셰프라는 이름의 칼잡이들도 여럿 있다. 그건 마치 아빠를 파파라 불러야 하는 것과 다를 바 없다. 그들은 칼 쓰는 데 고수다. 40년간 무술을 연마했지만 쉽지 않은 상대들이다.

줄자를 뽑은 건 아주 오랜만의 일이다. 광화문의 이순신 장군 동상을 잘 보라. 장군의 칼집이 오른손에 쥐어져 있다. 장군은 오른손잡이다. 발도하지 않겠다는 말이다. 칼을 뽑으려면 칼집이 왼손에 있어야 맞다. 고수는 좀처럼 칼이나 줄자를 뽑지 않는다. 줄자를 뽑았다는 건 전쟁의 서막이 열렸다는 말이다.

그동안 목표를 잊고 안주하며 살았다. 눈에 콩깍지가 씌어서 다 예쁘고 고마웠다. 콩깍지 벗고 더 열심히 하자고 다짐한다. 나쁜 제자는 없다. 다 내 탓이다. 화난 거 아니다. 애정이다. 애정을 담은 줄자로 사랑을 전하려 한다. 줄자! 허리둘레 줄자. 새로운 슬로건이다.

이 책의 서막을 줄자로 알린다. 이제부터 고수의 비기를 한 가지씩 공개한다. 대를 이은 비법이다. 아버지께서 돌아가실 때 남긴 단증에 이렇게 쓰여있다. 태권도 10단-국기원. 난 비록 6단이지만 중원을 누비며 수많은 고수와 합을 겨루며 이겨 낸 방법이다. 우직한 부자가 가르쳐 온 방법. 맨몸의 필살기. 바로 공개한다.

줄자를 바꾸기 전에 내 허리둘레를 쟀다. 줄자가 잘못한 거 맞다.

목차

프롤로그 _ 칼을, 아니 줄자를 뽑았다 • 4

손들어라 • 12
많이 먹고 살 빼는 방법 • 15
쭈꾸미 자매 • 16
사람이 좋다 뚱뚱이가 좋다 • 22
난 무릎이다 • 29
워밍업이란 • 34
가슴을 펴라 • 38
아파봐야 안다 • 43
가위바위보 • 48
어깨가 굽었어요 • 53
물어버리고 싶다 • 58
하늘로 솟은 엉덩이 • 62
쩍벌남 • 67

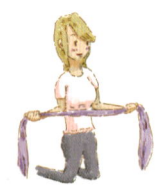

야식 · 72

달리자 · 73

배풍선 · 78

캣카우 · 86

걷기, 두 발로 사유하는 철학 · 90

아 매끈한 허벅지 · 96

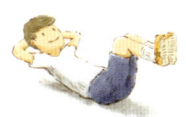

엎드려뻗쳐 · 100

어머니의 종아리 · 106

이번엔 목이다 · 110

"많이 안 먹어"라고? · 114

인순 씨의 돌려차기 · 118

계단만 있으면 오케이 · 123

일요일 밤 달리기 · 128

지금은 점심시간 · 131

살찌는 점심, 살 빠지는 점심 · 138

덜 먹는 방법 · 144

전립선 · 148

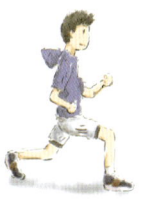

아빠를 부탁해요 · 153

77에서 55로 · 158

마른 사람을 위한 운동 · 162

스마트폰 좀비와 거북목 · 168

골프 비거리 늘리기 · 172

으윽, 에구 · 176

껍데기보다 알맹이 · 180

똥인지 짐인지 · 186

1일 1똥 · 187

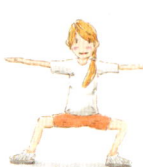

부채질 · 191

디톡스 주스 · 196

하필이면 · 198

만나면 즐거운 사람 · 200

올림픽 꿈나무의 놀라운 순발력 · 202

잠깐 · 206

글을 계속 쓰는 이유 · 209

지하철에서 · 216

뚱뚱해 보여? · 218

알면서 안 한다 · 223

아빠와 아들 · 228

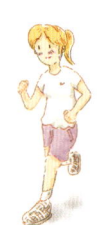

배려 · 232

오늘 날씨 좋다 · 235

에필로그 · 237

* 일부 맞춤법 및 띄어쓰기는 저자 스타일에 따릅니다.

꿀꿀대는
당신에게
전하는
고선생의
잔소리

손들어라

손들어라, 이런 사람들!

치킨 냄새를 맡으면 심장이 두근대는 사람. 라면 먹는 모습을 보면 냄비에 물 올리는 사람. 라면에 밥 말아 먹는 사람. 라면 국물 다 마시는 사람. 라면 두 개는 많다며 한 개 반 끓이는 사람. 빵집을 그냥 지나치지 못하는 사람. 밀가루를 사랑하는 사람. 식사보다 디저트에 신경 쓰는 사람. 음료수를 달고 사는 사람. 믹스 커피 즐기는 사람. 아침 거르고 저녁 많이 먹는 사람. 야식 없으면 잠 못 자는 사람. 중국집 가면 꼭 탕수육 시키는 사람. 삼겹살 배불리 먹고 냉면이나 밥 시키는 사람. 가방 안에 군것질거리 있는 사람. TV 보며 손에 먹을 거 들고 있는 사람. 남보다 빨리 먹는 사람. 한 손엔 숟가락, 한 손엔 젓가락 들고 있는 사람. 밥 먹는 내내 젓가락 손에서 안 놓는 사람. 뷔페에 자주 가는 사람. 먹는 낙이 없다면 어떻게 사냐고 묻는 사람. 먹고 죽은 귀신이 때깔도 좋다는 걸 믿는 사람. 가족 중에 뚱뚱이가 몇 명 있는 사람. 친구 중에 뚱뚱이가 몇 명 있는 사람. 운동하냐고 물으면 웃기지도 않은 '숨쉬기 운동'한다는 사람. 혹은 '걷기'라는 사람. 출퇴근 시 자가용 몰고 다니는 사람. 즐겨 보는 방송이 맛집 소개 프로그램인 사람. 많이 안 먹는데 체중이 는다고 하는 사람. 물만 마셔도 살찐다는 사람. 회식 자리가 즐거운 사람. 술 좋아하는 사람. 안주 좋아하는 사람. 술과 안주 다 좋아하는 사람. 다이어트 얘기라면 솔깃한 사람. 다이어트 책이 여러 권 있는 사람. 살 빼려고 여러 가지 시도한 사람. 먹으면 살 빠진다는 약 먹어본 사람. 다이어트 중이라며 햄버거에 코카콜라 제로 먹는 사람. 배달 치킨 종류별로 다 먹어본 사람. 맥주 안 마시면 잠 못 드는 사람. 치맥을 사랑하는 사람. 과자 좋아하는 사람. 아이스크림 좋아하는 사람. 군것질로 배 채우는 사람. '담백' 대신 '단짠'을 좋아하는 사람… 그리고 지금 이 책을 읽는 사람.

손든 사람들을 위한 한 마디!

살 빼려는 거 맞지?

이 세상에서 제일 먼 거리는 머리끝에서 발끝까지야. 머리로 생각만 해서 되겠니. 생각만 말고 발끝으로 실천해. 꾸준히 실천하면 돼. 우리 몸은 기억해. 20년 전에 배운 자전거 타는 법을 아직도 기억하고 수영 한 번 배우면 안 까먹잖아. 지금부터 덜먹고 많이 움직이면 우리 몸이 다 알아서 해줄 거야. 덜 먹는다는 건 절반만 먹는 거야. 걱정하지 마. 죽지 않아. 다른 방법이 있다고? 있으면 노벨상에 도전해. 전 세계 비만인의 영웅이 될 거야.

지금부터 시작해. 미루는 건 없어. 당장, 롸잇나우!!

* 나도 손들고 썼다. 같이 잘 해보자고!

많이 먹고 살 빼는 방법

없다
예외가 하나 있다
많이 먹은 만큼 많이 움직이는 것
그럴 리 없기에 '없다'고 다시 번복한다

많이 먹고 살 빼는 방법

없다

쭈꾸미 자매

얼마 전 자매와 점심을 먹었다. 여기서 말하는 자매란 종교적 의미가 아니라 엄마와 아빠가 같은 자매를 말한다. 아름이와 나래, 둘은 친자매다. 이 둘은 제자이며 영감의 원천이다. 둘의 캐릭터는 만화에 등장할 듯 독특하고 재미있다. 사이좋은 이들 자매와 알게 된 건 그들의 형부 진용이를 통해서다. 자매의 언니, 즉 딸 셋 중 큰언니의 남편이 진용이다. 진용이가 제일 먼저 운동을 배우기 시작했고, 그다음 막내 처제 아름이가, 마지막으로 둘째 나래가 운동하러 나오게 됐다. 셋이 나란히 운동을 함께 배운다. 이들을 보면 가족이라는 단어가 떠오른다. 자매끼리 유럽 여행을 다녀오기도 했고, 형부 가족과 일본 여행을 가기도 했다. 이들은 함께 자주 다닐 정도로 사이가 좋다. 가까운 사람과 사이가 좋은 것보다 더 행복한 일은 없다.

자매는 언제나 예의가 바르다. 다 큰 처자들이 유치원생처럼 배꼽 인사를 한다. 강의를 마치고 퇴근할 때 보면 신기 편하라고 신발을 가지런히 놓고 간다. 요즘 이런 사람 드물다. 언젠가 이렇게 말하기까지 했다. "부모님 한번 뵙고 인사드려야겠어요. 잘 키워 주셔서 고맙다고." 그 정도로 듬직하고 애정이 가는 제자들이다. 형부 진용 역시 언제나 밝고 듬직하다. 두 아이를 둔 가장 역할에 충실하면서 운동까지 열심히 한다. 처제들의 갈굼도 마다하지 않는다. 나를 대할 때는 말 한마디, 행동 하나에도 애정이 넘친다. 내가 반려견을 잃고 슬퍼할 때였다. 큰 덩치로 다가와서 "괜찮으세요?"라고 묻는데 왈칵 눈물이 날 뻔했다. 이 세 사람은 내가 주최하는 일이면 시간과 장소의 구애 없이 달려와서 곁을 지켜준다.

그러던 어느 날 강의 중에 잔소리를 좀 했다. "모두 체육인이 되었군요. 체력이 엄청 늘었어요. 체중도 늘어나 보이는 건 뭔가요. 저녁만큼은 꼭 신경 써서 드세요. 알겠죠?" "네~" 경쾌한 대답을 끝으로 마지막 저녁 수업을 마치고 퇴근길에 나섰다. 그날따라 잘 안 다니던 길로 발걸음을 옮겼다. 낯선 곳으로 다니는 게 취미다 -여행작가 지망생은 무릇 그래야 한다-.

그런데 멀리 아름이가 보이는 게 아닌가. 반가운 맘에 걸음을 재촉했다. "아름아~ 안 가고 뭐 해요?" 어찌 된 일인지 갑자기 그녀는 날 외면했다. 그렇게 예의 바르던 아름이가 아닌가. 지난 몇 년 동안 그런 표정을 처음 봤다. 마치 보는 듯 마는 듯 초점을 잃은 멍한 눈빛이었다. 그때 직감했다. '뭔가 잘못됐구나.' 그 순간 건물 안쪽에서 언니 나래의 목소리가 들렸다. "아름아, 포장 다 됐어. 가자." 고개를 들어 위를 쳐다봤다. 간판에 이렇게 쓰여 있었다. '독도 쭈꾸미'

그렇다. 아름이는 순간 당황한 것이다. 불과 몇 분 전 그녀가 제일 잘 따르는 선생은 이런 말을 했다. "저녁은 꼭 담백하게 먹어요. 너무 늦게 먹지 말고. 매운 거 짠 거 줄이고." 입이 방정이다. 그 착한 자매를, 그것도 막내를 시험에 들게 했다. 초점 잃고 돌부처가 된 그녀. 그래 내 잘못이다.

다음 수업 시간에 물었다. "쭈꾸미 잘 먹었어요?" "히히, 네." 슬슬 고해성사를 하기 시작했다. 그간 운동 끝내고 자주 형부

집에 모여 치킨과 족발 등을 맥주와 함께 즐긴 모양이었다. 증언을 확보하고 특단의 조치를 내렸다. 그만하라고 할 때까지 먹은 모든 음식을 사진 찍어서 매일 밤 보내기로 약속했다. 솔직히 말하면 이들이 살을 빼건 안 빼건 상관없다. 좋은 사람의 조건이 '날씬'과 '뚱뚱'으로 갈리는 건 아니니까. 다만 원한다면 도와주고 싶을 뿐이다. 사람들에게 가끔 식사 사진을 찍어서 보내라고 하는데, 주로 자신이 많이 먹지 않는다고 말하는 사람들이 대상이다. 사진이 와도 거의 코멘트를 달지 않는다. 일주일 정도 지나면 스스로 알기 때문이다. '아!!! 내가 많이 먹는구나.'라는 것을.

다시 얼마 전 이야기다. 자매와 모처럼 연희동에서 만났다. 자매가 추천한 돼지국밥을 맛나게 먹고 근처 카페로 자리를 옮겼다. 이런저런 얘기를 하다가 다음 학기부터 제대로 몸을 만들어보자는 결론에 도달했다. 현재 체중과 목표 체중을 말하다가 앞자리 4를 한 번이라도 찍어보자고 했다. 언니인 나래가 "49kg은 너무 마른 거 아니에요?"라는 말을 하는 동시에 막내 아름이가 "그건 뼈만 있는 거야."라고 대답했다. 풋. 갑자기 웃음이 터졌다. 그렇게 생각할 수 있겠다 싶으면서도 웃음이 멈추질 않았다.

"목표로 삼고 안 되면 말고. 나도 뱃살이 나오니까 이번 기회에 같이 합시다."라고 하며 뱃살을 잡아 보여줬다. 티셔츠 위로 뱃살을 손가락으로 잡아 쭉 내밀었더니 "에게! 그건 가죽이잖아요."라고 말하는 게 아닌가. 정말 배꼽을 잡았다. 가죽이라!!! 뱃살이 좀 나온 것 같아서 동질감을 표했더니 가죽이란다. 그 정도는 뱃살이 아니라며. 마지막으로 위로의 말을 전했다. "사실은 체지방이 좀 있고 허벅지도 두툼해야 더 오래 살아요."라고 하자 둘이 마주 보며 거의 동시에 이렇게 외쳤다. "우린 짱 오래 살겠다. 그치."

하하하하하

난 이들이 좋다. 인사 잘하고 연애편지라며 예쁜 글씨로 손편지를 적어 준 막내 아름이, 운동해보니 아름이가 선생님 얘기를 자주 하는 이유를 알겠다는 엉뚱한 둘째 나래, 그리고 나이 먹어 만난 사람 중에 젤 좋은 사람이 나라는 진용. 참 고마운 사람들이다. 행운이다. 이들만 생각하면 마음이 절로 따뜻해진다. 이 지면을 통해 이들의 부모님께 감사의 인사를 드린다. 꾸벅!

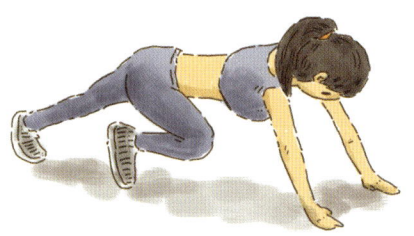

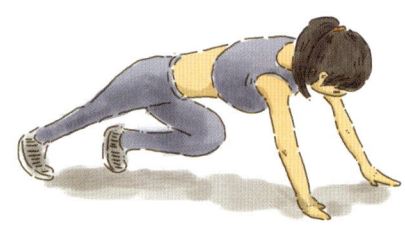

* 49kg이 되길 원하는 사람을 위한 운동이다. 마운틴 클라이머! 산을 오르는 마음으로 달려보자. 빡센 운동 세 손가락 안에 들어갈 정도로 힘들지만 꾸꾸미 자매는 거뜬히 해낸다. 비록 49kg은 아니지만~.

사람이 좋다 뚱뚱이가 좋다

계획에 없던 제주도를 총총거리며 다녀왔다. 여행 당일 오후 강의를 마치고 출발해서 이틀 뒤 저녁 강의 전에 돌아와야 하는 일정이었다. 아주 짧은 2박 3일인 셈이다. 한집에 사는 뚱뚱이와 오후 네 시쯤 제주 공항에 도착해서 바로 근처 동문시장으로 갔다. 도착하자마자 떡볶이와 튀김을 먹어대기 시작했다 - 제주 출신 제자가 추천한 곳으로, 제주 여행 때마다 들르는 장소이다-. 이어서 여섯 시에 퇴근하는 제주 현지 동생을 만나 지역 주민들이 잘 간다는 해물탕집으로 향했다. 아주 신선하고 맛났다. 대짜 해물탕에 막걸리를 곁들여 배불리 먹고도 뭐가 허전한지 라면 사리를 추가했다. 다 먹고 바로 장소를 옮겨 해변이 보이는 카페에서 커피를 마시고 늦은 밤 동생 집에 도착해서 막걸리 한 잔 더 하고 잠이 들었다.

이튿날은 매 끼 각각 두 번, 즉 하루 여섯 끼를 목표로 발걸음을 바삐 했다. 먹은 음식을 모두 열거하기는 힘드니, 저녁 메뉴만 공개하겠다. 태어나서 처음 가 본 자투리 고깃집에서 거하게 먹고 곧바로 횟집으로 이동해서 자리 물회에 밥 한 그릇씩 말아서 뚝딱했다. 배가 터질 것 같았다. 여기까진 그래도 그러려니 했다. 놀란 건 그 다음이었다. 횟집에서 나왔을 때가 밤 열 시쯤이었는데 바로 편의점으로 향했다. "오빠, 차에 잠깐 있어요. 주전부리 좀 사 올게요." 편의점을 나오는 뚱뚱이들의 입에는 하겐다즈 아이스크림이 물려 있었고 양손엔 주전부리가 가득 찬 봉투가 들려 있었다. '오호라. 아직도 진정 먹을 공간이 남아 있다는 말인가.'

동생 집으로 돌아가서 봉투를 풀었다. 봉투 안에 든 것은 과자들, 맥주들, 그리고 막걸리들이었다. 나는 여행까지 와서 먹는 걸로 잔소리하는 쪼잔한 사람은 아니다. 대범한 척하며 먹을 땐 같이 즐긴다. 내가 맥주 한 캔 마실 동안 뚱뚱이들은 맥주 두 캔을 다 끝내고 막걸리 뚜껑을 돌리며 과자 품평회를 하고 있었다. "하겐다즈도 과자도 양이 다 줄었어. 짜증 나게." 누굴 속일까. 뚱뚱이들의 지갑이 얇아지는 데는 다 이유가 있다. 대기업은 각성해야 한다. 양이 줄어드니 하나 먹을 걸 두 개 먹어야 한다. 치사하게 굴지 말고 차라리 가격을 올려라.

다 먹고 난 뒤 동생 뚱뚱이가 갑자기 어디서 났는지 바나나를 꺼내 들었다. "바나나? 이 밤에? 배 안 불러?"라고 묻자, "응. 오빠~ 바나나가 나트륨을 배출 시킨데요." 막… 막 웃음이 나왔지만 웃으면 안 될 것 같아서 그녀 입에 바나나가 들어가는 동안 샤워 핑계를 대고 방을 빠져나왔다. 샤워를 하며 미친 듯이 웃었다. 그렇게 먹고 나트륨 걱정을 하다니. 어디서 칼륨이 풍부한 바나나가 나트륨 배출에 효과적이라는 말을 들은 모양이다. 그렇다고 밤 열두 시에 바나나를 먹다니… '아! 불쌍한 바나나. 영양가 넘치던 네가 어쩌다 소금 빼는 용도로 전락했니.'

샤워를 마치고 나오자 방 안에서 소곤대는 소리가 들렸다. 다른 방에 계시던 동생의 어머니까지 합세한 모양이었다. 여자 셋이 자정에 주전부리를 입에 털어 넣으며 다이어트 얘기를 한다. 또 배꼽을 잡았다.

다들 그렇듯이 여행지에서는 평소보다 많이 먹는다. 소문난 맛집도 다녀야 하고 소개받은 곳도 가야하기 때문이다. 안 그러면 손해 보는 느낌이 드나 보다. 나도 원래 잘 먹는 편이다. 그럼에도 불구하고 살이 찌지 않는 이유는 간단하다. 많이 먹으면 더 많이 움직이고 덜 움직일 땐 덜 먹는 원칙을 지키기 때문이다. 여행 가서 평소보다 많이 먹음에도 오히려 살이 빠져서 오는 것도 이 때문이다.

어쩌다 휴양지에 가게 되면 수영장에서 발장구라도 치고, 숙소가 호텔일 경우 반드시 헬스장에 발을 디뎌 본다. 헬스장을 비롯한 부대 시설 이용료가 모두 포함된 호텔비를 지불하고 이용 안 하는 건 게으르거나 돈을 낭비하는 일이다. 세일에 눈을 반짝이고, 교통편을 찾는 데만 가쁜 숨을 몰아쉴 게 아니라 숙소의 편의 시설도 잘 이용하는 게 여행자의 도리다. 개인적으로 여행지에서 헬스장을 이용하거나 주변을 달리는 것은 가슴 설레는 일 중 하나다. 여행을 떠나면 현지 헬스장에 가보라. 뚱뚱한 사람을 찾기 어렵다. 운동이란 여행 중이라고 쉬는 것이 아니라, 밥 먹고 물 마시듯 규칙적으로 하는 거다. 물론 꼼짝도 하기 싫거나, 책을 보거나 글을 끄적이는 날이면 운동 하는 대신 되도록 간단하게 먹는다. 정말 쉬운 습관이며 유일한 방법이다. 참고로 블로그에 호텔 헬스장 이용 후기를 올려놓았으니 궁금한 사람은 찾아보기 바란다.

제주도 여행을 마치고 김포공항에서 바로 강의장으로 향했다. 제자들이 기다리고 있었다. 강의를 마치고 모처럼 제자들과 맥주를 마셨다. 나는 여럿이 참여하는 회식 문화를 별로 즐기지 않고 뒤풀이라는 말도 좋아하지 않는다. 대신 가까운 사람 한두 명과 오손도손 식사를 하거나 커피 한 잔 나누는 걸 즐긴다. 시간이 남으면 책을 보거나 글 쓰는 것을 좋아하는 내가 저녁 늦게 맥주를 마시자고 청하는 건 자주 있는 일이 아니다. 꼭 필요한 상황이거나 좋아하는 사람들과 더 가까워지고 싶다는 뜻이다. 이번엔 후자다.

치킨을 먹기로 했다. 제자들은 눈치를 보며 칼로리 얘기를 하더니 전기구이를 골랐다. 짧은 시간 동안 질문과 답변이 이어졌다. 기대한 건 그런 얘기가 아니었다. 살 빼는 방법, 다이어트, 운동 등의 얘기는 수업 중에도 늘 하기 때문에 모처럼 시간을 내서까지 하고 싶지 않았지만 그들의 관심사니 듣고 답했다. 몇 사람이 살이 빠졌다고 좋아했지만 내 눈엔 별 차이 없어 보였다. 다만 체중 감량과 상관없이 체력이 많이 좋아진 건 사실이다. 그들을 보며 '도장 깨기'를 다시 하고 싶어졌다. 도장 깨기란 근처 헬스클럽을 돌며 "다 덤벼!" 하는 거다. 태권도장 관장 시절엔 자주 도장 깨기를 다녔다. 제자들이 전국 1~2등을 하며 날아다니던 녀석들이라 든든해서 그랬다. 이번에도 그런 느낌이다.

근엄하게 몇 마디 했다. "체력 느는 것도 좋지만 신입생들 오면 놀라지 않게 살도 좀 뺍시다. 우린 씨름부가 아니잖아요." "네~"라고 대답하는 그들 앞에는 앙상하게 남은 닭뼈와 바닥을 보인 생맥주 잔만 덩그러니 남아 있었다. 내 앞에 놓인 500cc맥주잔에 담긴 맥주만 아직까지 살아 숨 쉬는 중이었다. "더 먹을 사람?" 물으니 모두가 빈 잔을 들며 대답했다. "저요. 저요." 대답 잘하는 뚱뚱이들이 밉지가 않다.

잘 모르는 사람들은 내 주변인들이 다 날씬할 거라고 착각한다. 고백한다. '인생 뭐 있소. 건강하고 튼튼하면 되는 거 아니오. 건강하고 사이좋게 사는 것보다 중요한 게 어디 있소.'

건강하고 사이좋은 뚱뚱이를 위해 운동 하나를 추천한다. 튼튼한 우리 뚱뚱이들이 거뜬하게 해내는 운동이다. 악마의 운동이라 불린다. 약골이나 일반 뚱뚱이는 하기 힘든 운동이다. 튼튼한 뚱뚱이만 도전하기 바란다. 칼로리 소비 최고 운동인 만큼 힘들다는 걸 미리 알린다. 많이 먹고 나서 후회되거나 죄책감이 든다면 이 운동을 통해 위안을 삼으면 된다.

* 이 원고를 주인공에게 보여줬다. 그게 도리라 생각했다. 웃으며 읽더니 한마디 한다. "다 좋은데 '뚱뚱이'는 귀엽게 '통통이'로 바꿔주세요." 모든 뚱뚱이는 '뚱뚱이'라 쓸 뿐 '통통이'로 읽기 바란다.

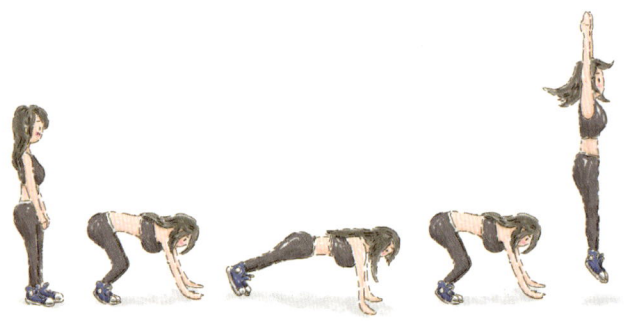

난 무릎이다

난 무릎이야.

내 주인은 평범한 50대 여성이야. 직업은 의사지. 산부인과 의사. 그러고 보니 평범한 건 아니네. 의사니까 말이야. 의자에 앉아 공부한 시간으로 따지면 기네스 감이라고. 머리가 그리 좋지 않은 관계로 엉덩이가 짓무르도록 공부를 했으니까. 그 대가가 타인의 은밀한 부분을 평생 들여다봐야 하는 일이지만 생명을 다룬다는 보람 하나로 살아가는 중이야. 엉덩이가 매일 투덜대곤 했어. "자존심 상해 못 살겠어. 쉴 틈도 없이 깔고 앉아 있으니 말이야. 탱탱했던 모습은 어디 가고 펑퍼짐하게 이게 뭐냐고."

그녀는 아들 하나, 딸 하나, 그리고 놈팡이 남편과 살고 있어. 남들 보기에 그럴듯한 사업체를 운영하는 그녀의 남편을 놈팡이라고 표현하는 데는 이유가 있어. 툭하면 출장 핑계를 대고 외박을 하고, 은근히 그녀의 외모를 무시하기 때문인데 아주 듣기 싫거든. 놈팡이에게 다른 여자가 있다는 건 공공연한 비밀이야. 고등학생 아들은 공부는 고사하고 게임에 중독된 데다 여자 아이돌 그룹이라면 사족을 못 쓰는 녀석이야. 콘서트마다 따라다니고 앨범을 닥치는 대로 사는 통에 매일 용돈 타령이지. 중2병을 심하게 앓은 뒤 집에서는 내놓은 거나 마찬가지야. 대학생 딸은 공부를 곧잘 했는데 대학교 가서 겉멋이 들더니 쌍꺼풀 수술을 하더라고. 이번 방학 때는 코 성형 예약을 해 놓은 상태라나 뭐라나. 이리 보나 저리 보나 그녀가 즐거워할 일은 별로 없어. 좀 불쌍하지.

취미이자 스트레스 해소는 〈수요 미식회〉에 나온 식당 찾아 헤매기, 점심 후에 캐러멜 마키아토와 케이크 버무려 먹기, 야밤에 치킨에 맥주 한잔하기, 주말에는 호텔 뷔페 돌아다니기 등등 온갖 먹는 것과 관계된 일이야. 체중은 대학 시절 앞자리 숫자 5를 마지막으로, 줄곧 6 이상을 기록하고 있어. 지금은 '육사 생도'라는 별명으로 불리고 있지. 64kg이라는 얘기지. 최고 기록이 75kg이니까 그래도 11kg이나 줄어든 상태야. 체중을 줄이라던 동료 의사의 경고를 쭉 무시하다 결국 내가 탈이 났어. 주인이 아침에 눈을 떠서 침대 밖으로 발을 뻗는 순간이었어. 비명을 지르고 주저앉아 잠시 안정을 취하더니 절뚝대며 병원을 찾아가 얻은 결과가 '퇴행성 관절염'이야. "안 선생. 이제 몸 관리 좀 해야 해. 체중부터 줄이고." 주인의 대학 동기인 정형외과 박 선생의 말이야. 그 뒤로 간신히 11kg을 뺀 거야.

사실 난 수십 년간 고통에 시달렸어. 창피한 얘기지만 내가 지탱할 수 있는 건 고작 50kg 정도야. 그게 초과되면 나머지는 허벅지와 종아리 근육이 도와줘야 하는데 주인은 근력 운동이라곤 해본 적이 없는 사람이라서 오롯이 나 혼자 버틴 거야. 누가 무슨 운동 하냐고 물으면 썰렁하게 '숨쉬기 운동'이라고 대답하는 사람이라니까. 운동을 안 할 거면 덜 먹기라도 해야 하는데 취미가 먹는 거니 어쩌겠어. 취미와 특기가 모두 먹는 거야. 특기는 한입이야. 남들 두세 숟가락 먹는 양을 한입에 털어 넣지. 이러니 한입만 먹었다는 건 믿을 게 못 되는 거야. '많이 안 먹는다.' '물만 마셔도 살찐다.'라고 떠드는 건 다 거짓부렁인 걸 우리 무릎들은 알지.

올해부터 전국 무릎 살리기 운동 본부가 창립됐는데 내가 자진해서 사무총장을 맡았어. 체중 줄이기와 올바른 하체 운동을 보급하는 게 목표야. 슬로건은 '건강한 무릎으로 100세까지 살자'로 정했어. 좀 고리타분하지만, 그 이상 적당히 표현할 말이 없더라고. 건강한 무릎으로 100세까지 살려면 체중을 줄이는 게 무엇보다 중요해. 체중이 2kg 늘면 우리는 10kg의 압박을 더 받으니까. 또 하나 중요한 게 하체 운동이야. 하체, 특히 허벅지 근육이 튼튼하면 무릎이 보호돼. 무릎 살리기 운동 본부 자문 위원인 '마스터고'가 알려주는 여러 운동을 따라 해봐. 오늘은 그중 하나를 알려줄게. 무릎이 아프거나 퇴행성 관절염을 앓고 있다면 이 운동을 시작하는 게 좋아.

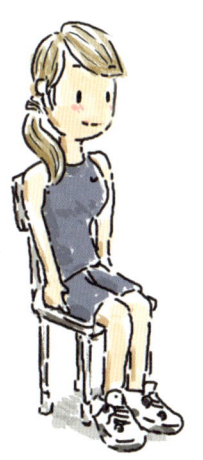
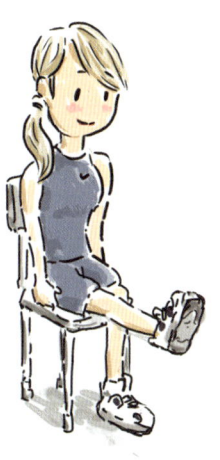

워밍업이란

워밍업을 하지 않고 바로 운동하는 것은?

물 끓기도 전에 라면을 집어넣는 것
불판 달궈지기도 전에 고기 올리는 것
본 음식 나오기 전에 밑반찬과 밥 한 공기 다 해치우고 후회하는 것
뜨거운 국물 호호 불지도 않고 들이키다 입천장 다 데는 것
온탕 거치지 않고 열탕에 바로 들어갔다가 화들짝 놀라는 것
한여름 선크림 안 바르고 해변에서 정신없이 놀다가 피부 홀랑 벗겨지는 것

워밍업 없이 바로 본 운동을 하는 사람들이 많아.

워밍업, 어렵게 생각할 거 없어. 워밍업이란 이런 거야.

좋은 사람을 만났어.

언제부턴가 가슴이 떨리기 시작해. 눈을 마주치면 심장 박동이 빨라지고 얼굴이 붉어지기 시작해. 눈빛은 깊어지고 손엔 땀이 나지. 오늘은 무슨 말을 할까. 입술이 바짝 마르더라고. 그래. 오늘쯤 손을 잡는 거야. 좀 더 가까이 다가가는 거야. 손을 잡기 전에 바지에 쓱 땀을 한 번 닦았어. 손을 잡았어. 심장이 터질 것 같아. 손을 잡고 나니 다른 생각이 들어. 욕심이 나. 손을 잡으니 입을 맞추고 싶어. 언제가 좋을까. 지금? 집 앞에서? 망설이다 집 앞 공원에서 했어. 가로등 불빛 아래서. 행복해서 잠이 안 와.

행복도 잠시야. 가로등 아래서 입을 맞춘 건 뽀뽀였다고. 아가들이 하는 거. 아빠가 출근할 때, 엄마가 안아줄 때 하는 거. 연인이 하는 건 뽀뽀가 아니라 키스잖아. 농염한 키스. 왜 뽀뽀만 했을까. 기회가 왔는데. 바보.

날을 잡았어. 오늘이야. 헤어지면서 키스할 거야. 식사하고 차를 마시는 내내 생각은 온통 다른 데 가 있었어. 묻더군. "무슨 일 있어?" 그래. 무슨 일 있고말고. 조금 있다 제대로 키스할 거니까. 아드레날린이 폭발할 거 같아. 헤어지면서 "잘 가~"라는 말과 동시에 키스할 거야.

"잘 가~"

잠을 설쳤어. 사실 몇 년 만에 해 본 키스야. 너무 흥분돼서 밤을 꼬박 새웠어. '좀 더 잘할걸.' 하는 맘이 들어. '잘할걸'이 아니라 '더 할걸'이 맞겠다. 늘 첫 키스는 새로워. 첫 키스할 때마다 영화 속 주인공이 된 것 같아.

첫 키스한지 한 달이 넘었어. 그 뒤로 매일 키스해. 행복하냐고? 행복하지! 90%쯤 행복해. 자꾸자꾸 이런 생각이 들어. 남은 10%를 채우고 싶다는…

그래. 결심했어! 오늘이 100%의 날이야. 술이 필요해. 술 한 잔 마시고 같이 있고 싶다고 말하는 거야. 오늘 밤이야.

지금 한 방에 같이 있어. 두근두근. 샤워부터 해야겠지. 아침에 때를 박박 밀고 나왔지만 다시 씻어야겠지. 먼저 씻는다고 할까, 먼저 씻으라고 할까.

입을 먼저 맞췄어. 뜨거워. 귀를 타고 목덜미로 입술을 옮기며 손을 분주하게 움직였어. 천천히. 아주 천천히. 부드럽게 천천히. 하나하나 놓치지 않고 아…

.

.

.

.

워밍업을 하지 않고 운동을 하는 건
만나자마자 '아…'를 시도하는 것

워밍업 할 거야 말 거야?

가슴을 펴라

　더는 펼 가슴이 없다. 가슴이 점점 쪼그라들었다. 한때는 당당했는데, 왕년엔 잘 나갔는데, 예전엔 꿈도 컸는데 이제는 빈약해졌다. 빈약한 가슴을 멋진 가슴으로 만들려면 가슴 근육을 단련해야 한다. 남녀를 불문하고 주변의 눈길을 사로잡는 부위가 바로 가슴이다. 가슴 근육이 발달하면 움츠러든 자신감도 함께 늘어난다.

　가슴 운동은 지금보다 가슴이 더 쪼그라들고 처지기 전에 시작하는 게 좋다. 가치 있는 일을 시작함에 늦음이란 없다. 사람마다 차이는 있지만, 대부분 팔굽혀펴기를 싫어한다. 싫어하는 운동일수록 잘 늘지 않는다. 특정 운동을 싫어한다는 건 그 부위가 약하다는 증거다. 허벅지가 튼실하면 다리 힘쓰는 일을 좋아하고 팔뚝이 좋으면 팔씨름하자고 달려든다. 가슴이 튼튼하면 팔굽혀펴기를 좋아하게 되어 있다.

무엇을 배우든 선생을 잘 만나야 한다. 내게 근육 운동을 처음 가르쳐 준 사람은 아버지의 수제자였던 유 사범님이었다. 그는 헤비급 태권도 챔피언을 역임한 타고난 싸움꾼이었다. 주먹 하나에 구슬 크기의 굳은살이 여덟 개씩 박혀 있던 유 사범님! 태권도와 더불어 보디빌딩으로 다져진 다부진 몸으로 일대에서 유명했다. 한때 권력자들의 최전방에서 경호를 맡았으며 국기원에서도 실세로 통했다. 아버지 역시 그를 아끼고 자랑스러워했다. 태권도 선수 생활을 은퇴한 후에도 늘 아버지의 체육관에 찾아와서 역기와 씨름을 했다. 투박한 쇳덩어리들이 그의 친구이자 장난감이었다. 무지막지한 양의 원판을 바벨에 다 채우고 들어 올리는 어마어마한 힘과 씰룩대는 근육은 나를 포함한 사춘기 소년들의 선망 대상이었다. 나는 관장님 아들이라는 기득권을 이용해서 자연스럽게 유 사범님께 운동을 배웠다. "이건 이렇게 들고, 여기에 힘을 주고. 그래, 잘하네." 그의 칭찬에 목에 잔뜩 힘이 들어갔다. "뭐니 뭐니 해도 가슴 근육이 중요해. 남자는 가슴이야. 벤치프레스랑 팔굽혀펴기 열심히 해라." 나는 매일 팔굽혀펴기를 했다. 정말 하루도 안 빼고 했다. 친구들이 "와! 가슴 봐봐." 하는 말에 신나서 더 했다. 근육이 커지는 것에 반비례해서 웃옷이 점점 짧아지기 시작했다. 반소매만 찾다가 나중에는 민소매까지 섭렵했다. 한겨울에도 외투 안에 반소매만 입고 다녔다. 아예 벗고 다니고 싶었지만, 그래도 분별력은 남아 있었다.

사실, 호랑이 담배 피우던 시절에 클럽에서 춤추다 웃통 벗은 미친놈이 기억난다면 그가 바로 나다. 분별력을 가끔 잃었던 시기가 있었다. 이제 와 생각하면 낯 뜨겁고 귀 빨개질 얘기다. 운동 좀 했다고 벗고 드러내는 사람들의 기분을 이해한다. 경험은 이해의 폭을 넓힌다. 그 당시 팔굽혀펴기를 너무 열심히 해서인지 가슴이 남들보다 크다. 언젠가부터 거울을 보면서 좀 아니다 싶었다. 그 이후 가슴 운동은 다른 부위에 비해 덜 한다. 조금만 해도 효과가 크기 때문이다. 유 사범님의 거대한 가슴을 떠올리니 아찔하다. 그가 들던 벤치프레스의 무게를 능가해서 들었을 때 세상을 다 가진 것 같았다. 세상을 다 갖는 대신 나 역시 왕 가슴을 얻었지만.

 운동 지도를 할 때는 조화와 균형을 강조한다. 어느 한 가지 운동과 특정 부위 근육에 치우쳐서 가르치지 않는다. 몸의 구성과 체력에 맞게 가르치려 노력한다. 가슴 단련 운동으로 팔굽혀펴기는 아무리 봐도 훌륭한 운동이다. 남성의 움츠러든 가슴과 여성의 처진 가슴에 팔굽혀펴기만 한 게 없다. 팔굽혀펴기를 열심히 한다고 해서 왕가슴 될까 걱정하지 마라. 한 가지 운동을 편식만 하지 않으면 된다. 매일 수백 개씩 할 것도 아니고 그렇게 할 수도 없으니까. 만약 고통스럽고 재미없다면 그동안 안 해서 그런 거다. 모든 건 익숙해져 쉬워질 때까지 어렵지 않나. 안 해봤으니 잘할 리 없고 잘하지 못하니까 할 때마다 힘든 고통이 따르는 것이다. 누구라도 그랬다. 처음에는 몇 개도 못 했다. 한두 개도 힘들어하던 정옥 씨, 정미 씨, 인순 씨, 원주 씨, 진용 씨도 이젠 거뜬히 잘한다.

 정확한 자세로 팔굽혀펴기하면 가슴 근육은 물론이고 전신 근육이 발달한다. 가슴, 어깨, 팔, 복부, 엉덩이, 허벅지, 종아리까지 다 쓰는 운동이기 때문이다. 초보자가 무릎을 대고 할 경우 하체 발달까지 기대하긴 어렵지만, 여러 부위 근육을 쓰는 복합 다중 관절 운동임은 틀림없다. 태권도 선수들을 가르칠 땐 자신의 몸무게만큼 시켰다. 그 정도 못 하면 야단을 쳤다. 태권도 선수 중에서 내 제자들 몸매가 젤 좋았다고 자부한다. 역기 하나 없이 팔굽혀펴기와 발차기로 만든 몸매다.

맘먹고 오늘부터 팔굽혀펴기를 시작하자. 푸쉬업이라고도 한다. 자세는 다음과 같다.

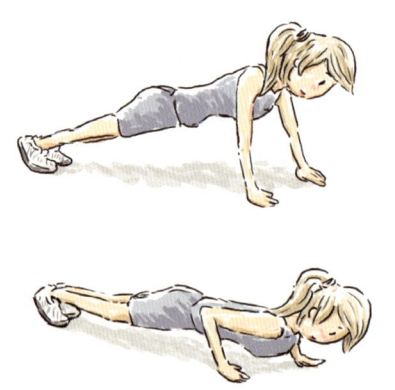

아파봐야 안다

 부모님께서 늘 "공부 열심히 해라" "차 조심해라" "밥 잘 먹고 다녀라"고 말씀하셨듯, 나 역시 반복해서 말하는 몇 가지가 있다. "건강을 위해 운동해라" "살 빼려면 덜 먹어라" "근력을 키우려면 팔굽혀펴기를 열심히 하라" 팔굽혀펴기가 중요하다고 반복해서 강조하는 이유는 그만큼 효과가 좋은 운동이기 때문이다.

 팔굽혀펴기를 열 개라도 제대로 하는 사람을 만나면 반갑기 그지없다. 보통 사람들이 팔굽혀펴기를 잘 못하는 이유에는 몇 가지가 있다. 대부분이 시도조차 하지 않아서 못하고, 하다 말아서 못하고, 재미를 못 느껴서 못하는 경우이다. 재미를 못 느껴서 못하는 것을 뒤집어 생각하면 못하니까 재미를 못 느끼는 것인데, 잘하게 되면 재미있어지니 걱정 마라. 첫 번째 경우인 시도조차 하지 않는 건 머릿속에 생각만 하고 행동으로 옮기지 못하는 사람의 특징이다. 이런 종족에게 집 앞 공원은 아프리카 오지나 우주선을 타야 갈 화성보다 더 먼 곳이다. 이 경우에 해당한다면 날 잡아서 운동화 끈 매고 새벽에 공원으로 나가보라. 그곳에는 머리(생각)와 발끝(행동)이 같이 움직이는(일치하는) 부지런한 종족이 살고 있다. 그들을 보는 순간 동기부여가 될 것이다. 제일 문제가 되는 게 바로 두 번째 하다 마는 경우다. 하다 마는 경우는 다시 둘로 나뉘는데 끈기가 없는 경우와 아픈 경우다. 끈기는 여기서 다룰 문제가 아니고 아파서 못하는 경우를 얘기하고자 한다.

심하게 운동하다 어깨를 다쳐보고, 무리하게 스쿼트를 해서 허리도 아파봤다. 제자들은 선생은 맞아도 안 아픈 줄 아는지, 녀석들과 달리기 시합을 하다가 종아리 근육이 파열된 적도 있었고, 발차기로 맞아서 입안이 찢어지거나 갈비뼈에 금이 가기도 했다. 눈물 나게 아파도 괜찮다고 웃을 뿐, 며칠간 거동이 힘들 정도의 고통이 있어도 어디에 하소연하기도 힘들다. 명색이

건강을 주제로 강연하는 운동 지도자인데 아파 죽겠다고 하면 코미디 아닌가. 가만 보자. 의사도 병이 나고 달리기 선수도 넘어진다. 아플 때는 아프다고 해야 한다는 걸 늦게 깨달았다.

최근에는 손목이 아팠다. 원고를 쓰고 강연 자료를 정리하고 메일을 주고받고 블로그 운영까지 하다 보니 키보드와 노는 시간이 많아졌다. 하루 평균 서너 시간 정도는 글을 쓰는 듯하다. 어느 날 글을 다 쓰고 노트북을 접는데 찌릿한 통증을 느꼈다. 그때는 대수롭지 않게 생각했는데, 그날 저녁 팔굽혀펴기 시범을 보일 때 비명을 지를 뻔했다. 엎드려서 체중을 손목에 지지하는 순간 강렬한 고통이 찾아온 것이다. 간신히 시범을 보였지만 느낌이 심상치 않았다. 강의를 마치고 혼자 남아서 다시 시도를 해보았다. 여전히 심한 통증이 느껴졌다.

'아, 손목이 이래서 아픈 거구나.' 그전엔 손목이 아프다고 하는 사람들을 나무랐다. 관리를 제대로 못하고 뭐하는 거냐면서. 컴퓨터와 가까이 지내는 사무직 회사원, 작가, 은행원… 그들이 손목 터널 증후군에 걸리는 이유가 다 있었다. 『소년이 온다』 『채식주의자』의 작가 한강도 손목이 아파서 한동안 글을 쓰지 못했다고 한다. 배곯아 봐야 배고픈 사람의 맘을 안다. 그날 이후 오랜만에 손목 운동을 다시 시작했다. 한때 손목을 이용한 전완근 운동을 꾸준히 한 적이 있었다. 앞 팔에 힘줄이 불끈 솟는 운동을 말한다. 전에는 힘쓰는 운동인 턱걸이와 팔씨름을 잘하려고 열심히 했었다면, 이번에는 손목 부상 재발을 막기 위해서 한다. 역시 운동은 아프기 전에 미리 하는 게 좋다. 아픈 뒤에 시작하니까 늦고 더디다.

손목 운동 중 하나를 함께 해보자. 손목 강화와 부상 예방에 알맞은 운동이다. 2주 정도 신경 써서 운동했더니 서너 시간 글쓰기와 팔굽혀펴기 100개쯤은 통증 없이 가능해졌다. 우리 몸은 잘 쓸수록 강해진다. 아껴야 할 것은 따로 있다.

손목에 파스를 붙이고 다니던 사람들의 맘을 이제야 이해한다. 역지사지는 내가 매일 되새기는 사자성어다. 아파봐야 아픈 맘을 안다. 안 아프고 알면 더 좋겠지만 우리가 법정 스님이나 프란치스코 교황은 아니잖은가.

내 몸은 내가 지킨다는 마음으로 아프기 전에 관심을 갖고 돌보기 시작하자. 벌써 아프기 시작했다면 미안하다 사과하고,

호~ 하고 쓰다듬어 주자. 치료하기 전에 먼저 나을지도 모르겠다. 호~보다 강력한 진통제는 없다. 할머니께서 호~ 해주시던 기억이 가물댄다.

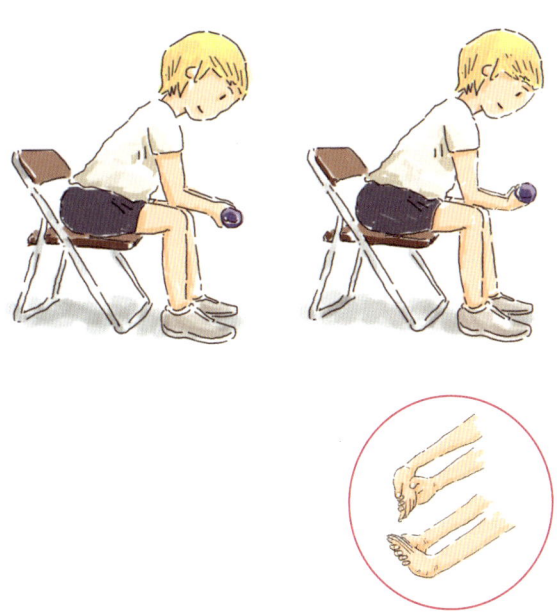

가위바위보

 강의를 마치고 다음 약속 장소로 발길을 옮기는 중이었다. 정부종합청사 앞 도로에 사람들이 모여서 웅성대고 있었다. 지금이야 많이 나아졌지만, 예전엔 그런 곳이면 꼭 한가운데에 자리 잡은 나를 쉽게 발견할 수 있었다. 싸움 말리기, 교통정리, 심지어 길거리 이벤트 행사에도 줄 서 있던 나였는데 그 버릇을 고치게 된 계기가 된 사건이 있었다.

 10년 전쯤으로 거슬러 올라간다. 어느 주말 오전, 아파트 밖에서 확성기를 통해 외치는 소리가 들렸다. "쌀과 라면을 무료로 드립니다. 나와서 받아 가세요." 듣고 그냥 넘어가려는데, 다시

한 번 소리가 들렸다. "열 시까지 딱 열 분에게만 기회를 드립니다!" 그 소리를 듣자 나도 모르게 주섬주섬 바지를 갈아입고 있었다. 마치 하늘의 계시가 들리는 듯했다. '빨리 내려가서 받아야 하느니라.'

모여 있는 인파 중에는 낯익은 얼굴도 있었다. 아래층에 사는 아버지뻘 되는 골초 아저씨였다. 아저씨와 나를 제외하고 나머지 스무 명 남짓은 모두 동네 아줌마였다. 위로가 됐다. 아저씨에게 눈인사를 가볍게 하고 확성기를 틀어대고 있는 트럭 근처로 갔다. 솔직히 조금, 아니 많이 쪽팔렸다. 쪽팔림과 쌀+라면을 바꿔야하나 잠시 망설였다. 이미 나왔는데 어쩔 것인가. 뒷짐을 지고 지나가다 들른 것처럼 너스레를 떨었다.

세상에 공짜는 없다는 일장연설을 들어야 했다. 점점 배가 산으로 갔다. 무려 20여 분간 트럭에서 내린 두 남성의 얘기를 들어야만 했다. 들으면 들을수록 속고 있다는 느낌이 왔다. 중간에 돌아간 사람도 몇 있었지만 버틴 시간이 아까워 끝까지 자리를 지켰다. "자, 모두에게 혜택을 드릴 수 없으니 가위바위보로 정하겠습니다. 큰소리로 함께 하세요. 목소리가 작은 분은 탈락입니다." 이제껏 그렇게 큰 소리로 가위바위보를 외친 적이 없었다.

"가위바위보"를 목청이 터지도록 외치며 주먹을 내밀었다. 어디서 또 남자는 주먹이라는 말을 들은 이후 줄곧 주먹을 내민다. 고달픈 인생이다. 팔랑귀에 오지랖이라니.

이겼다. 남은 사람은 이제 열두 명이다. 열 명에게만 혜택을 준다고 했으니 두 명만 더 떨구면 된다. 자신감이 붙었다. "가위바위보!" 목청을 더 높이며 주위를 잠시 살폈다. 어느새 아래층 골초 아저씨는 가셨는지 안보이고 아줌마들 틈에 나 혼자 남자다. 야호. 또 이겼다. 드디어 열 명이 됐다. 확성기를 통해 축하한다는 남성의 목소리가 들렸다. 쌀과 라면을 받길 기다리는데, 잠시 후 그들이 들고 온 건 쌀과 라면이 아니라 박스였다. "축하합니다. 여기 열 분에게만 이 즙을 드립니다. 홍보 차원에서 손해보고 드리는 겁니다. 산삼보다 더 귀한 ○○즙 두 달 치를 원가도 안 되는 8만 5천 원에 가져가세요. 쌀과 라면은 덤입니다. 여기 사인하시면 바로 집으로 보내드리겠습니다." 분명 무슨 즙이라고 떠드는데 귓가에 윙윙댈 뿐 알아들을 수가 없었다.

아, 진즉 눈치를 챘으면서 왜 끝까지 버틴 걸까. 정말 욕이 입밖으로 나올 뻔했다. 바지 주머니 속에서 주먹이 쥐어졌다. 당시 성당을 열심히 다닌 덕분에 참사를 면할 수 있었다. '잘못한 이를 저희가 용서하오니…' 조용히 자리를 떴다. 얼굴이 빨개졌다. 혼잣말로 '나쁜 새끼들'이라고 투덜댄 게 전부였다. 사기를 당한 기분이었다. 사기 당한 거 맞다. 30분 넘게 동네가 떠나가도록 "가위바위보"를 외친 게 누구란 말인가. 이사를 가야겠다는 생각이 들었다. 내가 누굴 가르쳐. 이런 한심한! 집에 돌아오니 아내가 물었다. "어딜 그렇게 급하게 갔다 왔어?" 그 사건 이후 웬만하면 사람 모인 곳에는 가지 않는다… 고 혼자 착각한다.

얼마 전 이야기다. 사람들이 웅성대며 모여 있던 곳에 작은 새가 죽어 있었다. 아직 눈도 못 뜬 어린 새가 나무 위 보금자리에서 떨어진 것이다. 한 여성이 무릎을 꿇고 울먹이며 손수건으로 죽은 새의 피를 닦아주고 있었다. 발걸음이 떨어지지 않았다. 도로 옆 건물의 경비원이 땅에 묻어 주는 것으로 얘기가 진행됐다.

그때 측은지심이라는 말이 떠올랐다. 사람들은 우는 아이를 보면 달래고 넘어진 할머니를 보면 일으켜 세운다. 남이 아파하면 함께 아파하고 슬퍼하면 위로한다. 심심치 않게 뉴스에 등장하는 살벌한 사건·사고는 극히 일부의 이야기일 뿐이다. 대부분의 사람은 선량하다.

　사람이 모인 곳엔 트럭 확성기로 유혹하며 트럭에서 물건을 파는 사기꾼도 있지만 죽은 새를 위로하는 사람도 있고, 공짜를 바라며 "가위바위보"를 외친 나 같은 사람도 있지만 새를 안아 준 가슴 따뜻한 여성도 있다.

　이번에는 그녀처럼 선량하고 따뜻한 맘으로 글을 쓰고 있다. 새를 품는 마음으로 도움을 주려 한다. 꼭 마음이 전달되기를 바란다. 잠시 기지개 한 번 켜는 게 좋겠다. 기지개는 공짜로 얻는 건강한 습관이다. 틈이 날 때마다 하면 좋다. 라면과 쌀 대신 주는 선물이다. 가위바위보는 안 해도 된다.

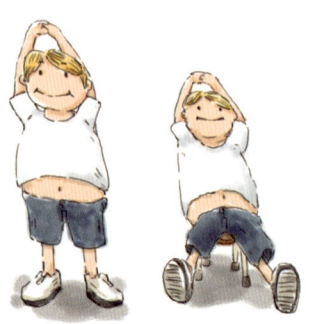

어깨가 굽었어요!!!

'어? 어깨가 왜 저래?'

직업병이다. 사람의 몸을 즐겨본다. 관음증이 있는 건 아니다. 초보 작가가 묵직한 필력의 글쟁이들 틈에서 살아남으려면 첫째 다양한 경험을 해보는 것, 둘째 책을 많이 읽는 것, 셋째 열심히 끄적대는 것, 그리고 마지막으로 사물을 잘 관찰하는 것이 필요하다. 여기서 관찰이란 건 어떤 것 하나도 허투루 지나치지 않음을 말한다. 모든 것이 다 좋은 글감이 될 수 있다. 사람의 몸도 마찬가지다. 이런 글을 쓰고 있자니 내가 무라카미 하루키나 유시민쯤 된 것 같다. 착각은 자유다. 적당한 착각은 활력을 일으킨다. 공주가 된 것으로 착각하던 그녀와 비교하면 이 정도는 귀여운 수준 아닌가.

  을지로를 지나다 어깨가 매우 굽은 사람을 발견했다. 앞으로 심각하게 굽은 어깨였다. 바른 척추의 중요성을 강조하는 운동 선생인 나는 그냥 지나치기가 힘들었다. 그날따라 오지랖이 발동했는지 —나는 오지랖, 결정 장애, 착한 척이라는 세 가지 만성 질병을 안고 산다— 그 여성을 붙잡고 '저기요, 허리 좀 펴고 가슴을 내밀고 걸어 보세요!'라고 얘기해주고 싶었다. 그녀에게 성큼 다가갔다. 하지만 바로 옆으로 다가선 순간 고개를 황급히 돌리고 말았다. 더 쳐다보면 오해를 살 것 같았다. 가슴이!!! 최근 몇 년간 그렇게 큰 가슴을 본 적이 없었다. 사춘기 시절에는 가슴 큰 여자에 대한 로망이 있었다. 그 로망은 한동안 지속되다가 언젠지 모르게 끝이 났다. 그 당시 유행했던 「펜트하우스」와 「플레이보이」의 영향을 받았음을 시인한다. 〈애마부인〉도 한몫했다. 사람의 가치관이 조금씩 변하듯 미의 기준도 조금씩 변한다. 언젠가부터 육체에 대한 호기심이 많이 사라졌다. 가슴이 아닌 마음이 보이기 시작한 이후 글이나 몇 줄 끄적대면 행복하다. 다행인지 불행인지 모르겠다.

그 여성을 보며 안타까운 맘이 들었다. 얼마나 무거우면 어깨까지 굽었을까. 굽은 어깨를 '라운드 숄더'라고 한다. 잘못된 자세가 오래되면 그녀처럼 굽은 어깨가 된다. 어깨가 굽는 이유는 다양하다. 컴퓨터, 운전, 스마트폰, 심지어 밥을 먹는 것조차 어깨를 앞으로만 쓰는 데다가 운동이라고는 손바닥만한 스마트폰 자판을 두드리는 게 다 아닌가. 오늘 하루 기지개 한 번이라도 제대로 한 적이 있는지 더듬어보면 알 것이다. 더군다나 그 여성은 무거운 가슴까지 한몫하니 어깨와 허리에 얼마나 큰 압박을 받았을까. 불편함은 감수하더라도 고통이 수반되면 빠르게 대책을 세워야 한다. "가슴을 내밀고 당당히 걸으세요."라는 말도 사람을 봐가며 해야 한다.

운동은 건강과 통증 예방을 위해 꼭 필요하다. 이 책 곳곳에 등장하는 다양한 연령대의 사람들이 운동을 통해 통증을 잡고 건강을 다시 찾았다. 많은 증인이 있으니 거짓말을 할 수 없다. 운동 후에 받은 단 한두 번의 마사지만으로 통증이 나았다는 사람들도 제법 된다. 몸을 돌보기 시작하면 몸이 알아서 좋아진다. 운동, 휴식, 마사지 등 몸을 돌보는 방법이 여럿 있지만, 운동이 첫째임을 잊어선 안 된다.

어깨가 앞으로 굽었거나, 선천적으로 가슴이 크거나, 컴퓨터를 오래 쓰는 직업을 가진 사람이라면 꼭 해야 하는 운동을 소개한다. 굽은 어깨를 예방하고 바른 어깨로 만들어 주는 운동이다. 아주 간단하지만 굉장히 효과적이다. 음식을 골고루 먹어야 영양 공급이 잘 되는 것처럼 운동도 다양하게 익혀야 한다. 이 책에서 소개하는 여러 운동이 식탁 위의 정성 어린 반찬처럼 여러분의 삶에 영양을 공급하길 바란다. 반찬을 먹느냐 버리느냐는 여러분의 몫이다.

우선 운동 밴드를 준비하자. 운동 밴드 사기 귀찮다고 스타킹을 이용하는 사람도 있다. 난 권장하지 않는다. 가격이 얼마 하지도 않고 올바른 마음가짐도 아니다. 덤벨 대신 물통, 밴드 대신 스타킹을 준비하는 건 수영장에 면 팬티 입고 가는 것과 같다.

운동 밴드는 색깔에 따라 강도가 다르다. 맞는 강도를 잘 찾아야 한다. 덤벨 무게 고르듯 하면 된다. 선수용도 있으니 조심하도록 한다. 선수용은 보통 금색이다. 인체는 유기적으로 다 이어져 있다. 하나가 틀어지면 다른 부위도 위험하다. 굽은 어깨를 우습게 볼 일이 절대 아니다.

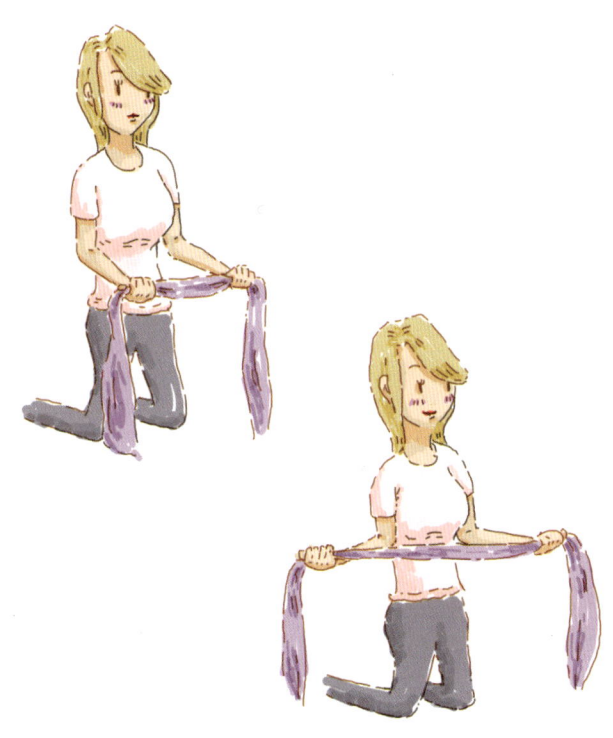

물어버리고 싶다

"요기, 조기, 여기 살 어떻게 빼요?"

사람들이 특정 부위의 살만 빼는 운동을 물으면, 확 물어버리고 싶지만 개가 아닌 관계로 말로 한다. 간혹 물어버리고 싶은 존재가 등장한다. 두둥~ 하면서 말이지. 말이 통해야 말이지 말이 안 통하면 말이 말이 아니다. 말이 안 되는 걸 물어 올 때면 물어버리는 걸 상상한다. 주먹과 발은 전투용 무기다. 평생 단련하지 않았던가. 대쪽같던 아버지께서 청순가련한 비련의 여주인공보다 더 굵은 눈물을 흘리셨을 때 결심했다. 다신 허투루 주먹을 쓰지 않겠다고. 그 결심은 현재 진행 중이며 잘 지켜 나가고 있다. 아주 가끔 결심이 무너질 것 같은 상황이 생기면 잠시 눈을 감고 호흡을 깊게 세 번 한다. 하나, 둘, 셋. 그것만으로 도움이 된다.

요기, 조기, 여기 중에 요기가 바로 팔이다. 팔 중에서 팔뚝이라고 표현하는 상완삼두근 부위. 팔을 좌우로 쫙 벌려서 흔들면 지방이 춤을 추며 마구 흔들리는 바로 그 부위다. 여성들이 살 빼고 싶어 하는 부위에 자주 들어간다. 이렇게 묻는 게 현실적이다. "살을 전체적으로 빼고 싶어요. 팔뚝도 빠지겠죠?" 훨씬 사랑스럽다.

지방을 부분적으로 뺄 수 있는 딱 한 가지 방법은 바로 지방 흡입이다. 엄청난 출혈과 부작용을 감수할 수 있다면 생각해봐라. 난 절대 추천하지 않는다. 사람들은 지방 흡입을 쉽게 생각하지만, 의료 선진국에서도 대단한 경력의 의사만 하는 수술이다. 그만큼 위험한 수술이라는 말이다. 지방 흡입을 제외하고 부분적으로 지방을 줄일 수 있는 방법은 없다. 그렇다고 절망하지 마라. 줄곧 반복해서 강조하듯 덜 먹고 많이 움직이면 원하는 부위의 살도 빠지니까. 덜 먹고 많이 움직이면 체중과 함께 자연스럽게 체지방도 줄어든다. 이때 어느 부위의 지방이 먼저 빠질지는 아무도 모르니, 특정 부위의 살을 빼기 위한 방법으로 지방 흡입 이외에는 '없다'라고 대답하는 거다.

대체적으로 얼굴 살이 젤 먼저 빠진다. 사람에 따라 허벅지, 복부, 팔뚝처럼 늦게 반응하는 부위가 생긴다. 얼굴이 먼저 빠지니까 주변에서 반응한다. "오! 살 많이 빠졌네. 그만 빼도 되겠다." "더 빼면 안 돼. 나이 들어 보여." 웃기는 소리하고 있다. 그때부터 시작이다. 확 빠진 얼굴은 곧 돌아온다. 걱정 말고 계속해라. 얼굴 살 빠졌다고 그만두면 똥 싸다 중간에 끊고 나오는 것과 같다. 또 똥 마렵기 마련이고 다시 살찌기 마련이다.

결론이다. 팔뚝 살만 따로 빼기는 힘들다. 전과 똑같이 먹고 어떤 한 부위의 살만 빼려는 건 도둑놈 심보다. 원 없이 먹고 운동하면 씨름 선수가 되고, 덜 먹고 운동하면 발레리나가 된다. 씨름 선수처럼 힘쓸 일 없다면 이제 그만 식탐을 내려놔라.

식사를 줄이고 부위별 근육 운동을 하면 차츰 부피가 작아지며 탄력이 생긴다. 근육은 만기 적립을 끝낸 보험과 같다. 만들어 놓으면 그만큼 좋다. 요요로 인한 부작용을 예방할 수 있다. 다시 말해서 전보다 살이 쉽게 찌지 않는다. 근육이 지방을 태우는 역할을 하기 때문이다. 다르게 말하면 '기초 대사량 증가'라고 한다.

 팔뚝 근육은 크기가 크지 않아서 운동해도 허벅지나 등에 비해 대사량을 증가시키는 효과가 작지만 그래도 탄력과 균형을 위해서 꼭 필요하다. 팔뚝을 탄력 있게 만드는 운동을 소개한다. 만약 이 글을 읽고도 팔뚝 살을 빨리 빼고 싶다면 당장 나가서 한 시간만 뛰고 와라. 그게 더 빠르다. 어느 한 부위가 특별히 발달하기보다 골고루 균형 잡힌 몸매가 건강한 몸매다.

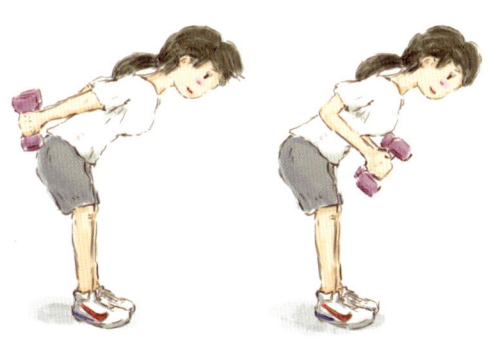

하늘로 솟은 엉덩이

　가위에 눌렸다. 가위가 뭔지 모르고 살았는데 알게 됐다. 카페인 과다 섭취로 잠을 설칠 때와는 완전히 다르다. 꿈속에서 정체 모를 엉덩이가 가슴을 깔고 앉았는데 숨을 쉴 수가 없었다. 어디서 주워들은 건지 모르겠지만, 숨이 멎기 직전 비명을 지르며 벌떡 일어나야 가위를 벗어난다는 말이 떠올라서 그대로 했다. 다행히 주워들은 게 맞아떨어졌다. 엉덩이를 밀치며 깰 수 있었다.

　늘 엉덩이 생각을 해서 그런가 보다. 엉덩이 선생으로 살아온 지 20년이 넘었다. 유독 사람들의 엉덩이에 시선이 간다. 어린 시절 여성의 가슴에 눈이 가던 때가 있었는데 운동을 가르치며 엉덩이로 바뀌었다. 관심 있는 부위만 바뀐 게 아니라 성별도 가리지 않는다. 남녀 모두의 엉덩이를 바라본다. 화난 엉덩이, 펑퍼짐한 엉덩이, 처진 엉덩이… 처지거나 펑퍼짐한 엉덩이를 바라볼 때면 사명감을 느낀다. '꼭 올려주리라!'하고 말이지.

전에는 동네 목욕탕에 자주 갔다. 결벽증이 심해진 뒤 거의 찾지 않지만 한때는 일주일에 한두 번은 꼭 들러서 피로를 풀곤 했다. 목욕 전후가 완전히 달라지는 몰골이라 목욕탕만 다녀오면 사람들이 말했다. "얼굴 좋아 보이네." "사우나 갔다 왔어?"라고. 목욕탕에 가면 자유로워진다. 대놓고 벗고 다니는 덕분이다.

목욕탕에서 벌거벗은 엉덩이를 관찰한다. 사람들은 거울로 앞모습만 본다. 남성들은 특히 그렇다. 가슴 근육에 민감하고 복근에 집착하지만 엉덩이가 쭈글거리거나 처지는 건 잘 모른다. 모든 건 중력의 법칙에 따라 나이 들수록 처지기 마련이다. 지구 깊은 곳 핵이라는 녀석이 모든 것을 잡아당긴다. 피부도 처지고 엉덩이도 처진다. 하루 종일 앉아서 근무하며 나이 먹는 것도 서러운데 엉덩이까지 처진다. 통계에 따르면 직장인이 하루에

의자에 앉아 있는 시간은 평균 7.5시간이라 한다. 엉덩이에 땀띠 안 나는 것만도 감사할 일이다. 누구에게나 탱글탱글 어린 엉덩이를 가졌던 시절이 있었다. 그리워만 할 것인가 다시 도전할 것인가 선택해야 한다.

엉덩이가 처진 이들을 위해 가장 기본이면서 강력한 운동을 전수한다. 뱃살은 용서해도 처진 엉덩이는 용서할 수 없다. 운동선수의 엉덩이를 보라. 운동을 열심히 한 사람들의 상징이다. 한껏 하늘로 솟은 성난 엉덩이가 아름답지 않은가.

엉덩이를 올려보자. 운동을 오래 한 제자 중 99%는 엉덩이가 화나 있다. 처진 엉덩이의 소유자는 거의 없다는 말이다. '거의'라고 방어막을 치는 건 혹시 모를 사태에 대비하기 위함이다. 의사들이 툭하면 죽을 수도 있다고 겁을 주는 경우와 비슷하다. 간혹 깜짝 놀랄 정도로 펑퍼짐하고 처진 엉덩이를 만나는데 그때는 비장한 각오로 덤벼야 한다. '누가 이기나 보자'라는 마음을 먹고 시작해야 한다. 그렇다고 누구나 우사인 볼트나 샤라포바처럼 되진 않는다. 긴 팔다리와 유전적 형질의 흑인 엉덩이는 종족 특성이 좌우한다. 아무리 노력해도 할 수 있는 한계는 분명히 있다.

 내가 도와줄 수 있는 부분은 한계치를 높이는 거다. 늘 99도에 머물던 당신에게 남은 단 1도의 임계점을 통과하게 해주는 거 말이다. 주전자에 갇히면 물이요, 훨훨 날면 증기다. 험난한 고산을 정복한 등반가 곁에는 짐을 짊어진 셰르파가 있고, 세계 랭킹 1위의 스포츠 스타도 코치가 있다. 주인공은 당신이고 난 조력자일 뿐이다. 엉덩이의 한계에 도전하자. 이제 그만 땅을 끌고 다니자. 보정 속옷은 10년 뒤에 입어도 늦지 않다.

 엉덩이의 에베레스트를 향해 다음의 운동은 필수 코스다. 이름하여 잘 알고 있는 스쿼트다. 다들 잘 알지만 제대로 하는 사람이 드물다. 오늘 이후 스쿼트 하나는 제대로 한다는 소리를 듣기로 하자. 꼭 그러길 바란다. 스쿼트 1년이면 어디 가서 엉덩이 예쁘다는 소리는 듣는다. 하루아침에 올리려 마라. 여덟 시간 넘게 깔고 앉은지 벌써 몇 년째냐.
 스쿼트처럼 큰 근육의 복합 운동에는 반드시 휴식이 필요하다. '매일 스쿼트' '30일 스쿼트' 등의 이상한 얘기가 들리는데 그건 할 때 제대로 안 했다는 말이다. 제대로 자극을 주면 엉덩이와 허벅지가 아파서 매일 하라고 해도 못 한다. 깔짝대며 자주 하느니, 제대로 한 번 해라. 큰 근육 운동은 일주일에 두 번이면 족하다.

* 맨몸 스쿼트가 한 번에 30개 이상 가능해지면 서서히 덤벨이나 바벨을 이용한다. 인간이 짐승과 다른 건 도구를 만들고 사용함에 있다. '호모 파베르'가 그 뜻인 줄 안다. '호모 파베르 엉덩이쿠스'가 되자. 방금 만든 말이다.

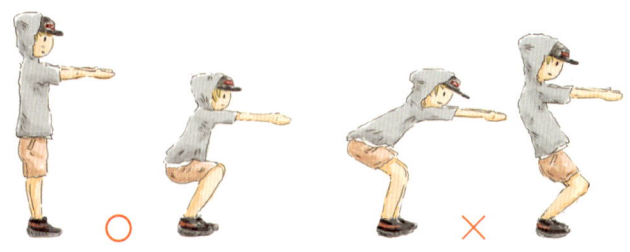

쩍벌남

 참자. 참는 자에게 복이 있나니. 하지만 점점 조여오는 긴장감. 좁아지는 공간. 안 되겠다. 숨이 더 막히기 전에 결정해야 한다. 탈출할 것이냐, 대응할 것이냐. 대응하기로 마음을 먹는다. 수십 년간 단련한 하체의 힘을 보여주마. 쪼그려뛰기 수만 번에, 그간 짊어진 쇳덩어리의 무게만 수억 톤이다. 하나, 둘, 셋! 허벅지에 힘을 주고 쫙 벌리는 순간 매너 없는 쩍벌남의 다리가 구운 오징어처럼 오그라든다. 순식간의 일이다. 당황한 쩍벌남이 나를 어이없는 표정으로 바라본다. 씩 미소를 보내 준다.

 이런 일이 다반사다. 지하철 가운데 좌석을 떡 하니 차지한 쩍벌남, 닭 가슴살을 과잉 섭취한 근육남, 먹는 게 남는 거라고 믿는 고도 비만인이 등장하면 정원 일곱 명의 자리는 여섯 명이 앉아도 비좁다. 근육이 과하면 줄이고 비만은 살을 빼면 되지만 쩍벌남은 어쩔 것인가. 쩍벌남이라고 쩍 벌리고 싶겠나. 아니다. 저절로 벌어지는 다리를 주체할 수 없을 뿐이다. 두 허벅지의 간격이 몇 뼘이나 벌어져도, 자면서 자기가 천둥치듯 코 고는 걸 모르듯이 의식하지 못 하는 것이다. 저절로… 벌어진다.

이유를 분석한다. 돌아다니는 게 일상이고 사람 관찰이 취미이다 보니, 다양한 연구를 한다. 권위 있는 단체나 대학교수만 연구하는 게 아니다. 나처럼 각자의 자리에서 연구하는 '별종'들이 많이 있다. 다만 발표를 안 할 뿐이다. 뉴스로 발표되는 연구 결과를 자세히 들여다보라. 얼마 안 가서 뒤집히는 경우가 허다하다. 우유가 좋다 안 좋다, 커피가 좋다 나쁘다, 아침 식사가 꼭 필요하다 아니다 등등 그들만의 리그에서 발표하고 얼마 안 가 뒤집는다. 그런 걸 보면 난 그들보다 낫다. 내가 분석한 여러 사안들은 뒤집히는 경우가 거의 없다. 나만 알고 있는 덕분이다. 큰맘 먹고 그중 하나를 과감히 공개한다.

쩍벌남이 다리를 쩍 벌리는 이유는?

힌트: 쩍벌녀는 보기 힘들다.

아마도!!! 쩍벌남은 대물일 것이다. 가운데 달린 물건이 천명관의 장편소설 『고래』에 등장하는 '반편이'만 한 것이다. 『고래』는 그동안 섭렵한 소설 중에 가장 흥미진진하고 섬세한 묘사가 돋보이는 수작이다.

쩍벌남은 반편이만큼 대물의 소유자라서 허벅지 사이에 숨길 공간이 필요한 거다. 그렇게 생각하니 조금 이해가 된다. 그런데 가만 보자. 통계를 보니 −통계라는 게 여론조사와 마찬가지로 꼭 믿을만한 건 아니지만− 한국인의 성기 길이는 평균 10~13cm다. 그것도 발기 시!! 통계에 따르면 지하철 좌석 칸칸이 흔한 쩍벌남이 대물일 확률은 급격히 낮아진다. 발기가 안 된 평균 길이는 맘 아파서 찾아보지 못했다. 아프리카 콩고 남성의 거시기 평균이 우리나라 두 배에 육박한다는 소식을 참고삼아 알린다. 혹시 줄자를 찾고 있나. 못났다 정말.

그럼 뭘까. 정답은 허벅지를 조이는 힘이 줄어들었기 때문이다. 허벅지를 조이는 여러 근육과 힘줄이 느슨해진 거다. 대물이 아니라면 이게 정답이다. 전자는 건강해 보이고 후자는 부실해 보인다. 현실을 부정하지 말자. 인간은 자연스럽게 신체의 능력이 떨어지는 시기가 온다. 나이가 들면 괄약근의 힘이 줄어들고 요실금이 생기고 다리 힘도 떨어진다. 일명 '똥꼬 조이기'라고 하는 케겔 운동이 한참 인기를 끌었다. 이때 쓰는 근육 중 하나가 코어 근육의 하나인 골반저근이다. 골반저근, 괄약근, 허벅지 안쪽의 내전근 등은 성 기능과 관련 있는 근육이다. 운동 기능이 떨어지면 다른 신체와 마찬가지로 이들 부위도 약해진다. 따라서 다리가 저절로 벌어지는 거다. 유레카! 이건 방구석 연구 결과니 알아서 판단하고 적당히 믿으면 된다.

여기서는 이들 근육을 강화하는 운동을 소개한다. 자신이 쩍벌남, 쩍벌녀인 경우, 또는 성 기능이 약해지고 요실금이 있는 경우라면 시도해 볼 만한 운동이다. 특별히 부작용이나 무리가 따르는 운동이 아니므로 해서 손해 볼 건 없다. 플라시보 효과라고 다들 알 거다. 믿고 행하면 놀라운 일이 벌어질 거다.

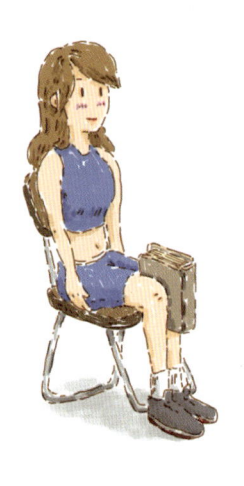

야식

사람들에게 단호한 표정으로 말했다
"야식 먹지 마세요."
밤 열한 시다

.

.

.

.

.

라면을 끓이고 있다

달리자

하루살이는 하루만 살까? 하루든 이틀이든 일주일이든 짧은 생을 살겠지. 여름날 하루살이는 작열하는 태양의 의미를 알 테고, 가을날 하루살이는 세상이 온통 낙엽인 줄 알겠지. 봄날 하루살이는 꽃을 보고 겨울날 하루살이는 눈을 볼 테지. 이러나저러나 하루살이의 생은 한 계절일 테지.

채식주의자는 샐러드의 풀떼기로 살아가고, 대식가는 짜장면 곱빼기에 탕수육이 모자라 짬뽕 안 먹은 걸 후회하지. 탐험가는 세계의 모든 오지가 자신의 집이고 누군가는 한두 평이 삶의 전부지. 어떤 삶이 바람직하고 누구의 삶이 옳다고 할 수 없어. 저마다의 세계에 서로 다른 그림을 그리고 살 테니. 다만 난, 좀 더 넓은 세계에 발을 디뎌 다양한 경험을 하며 여러 사람에게 도움이 되는 걸 추구하지. 사람은 저마다 옳다고 여기는 삶을 사는 거야. 그러기에 각각의 삶이 존중받아야 해. 나와 다르다고 손가락질하거나 힐난할 건 없어. 다른 건 틀린 게 아니니까.

이런 말을 가끔 들어.

"못해." "전 못해요." "원래 못해요."

묻자. 원래 걷기는 했니? 말은 했고? 나자마자 벌떡 일어나 "답답해서 혼났네. 배고프니까 빨리 젖 좀 물려. 누가 엄마야?" 이랬니. 아니잖아. 원래 할 줄 알던 건 유일하게 우는 거 하나였어. 까무러치게 우는 거. 그러다 기고, 걷고, 말도 하고 혼자 화장실도 갈 줄 알게 된 거야. 강아지 키워봤니. 강아지도 가르치면 배변 판에 볼일을 보지. 반복 학습이라는 거야. 이제 다시 말해봐. 원래 못했던 건 잘 아니까 이제부터라도 할 거야 말 거야?

뚱뚱하게 살아봤으니까 이제부터 날씬하게 살아 보고, 지금껏 골골대며 살았다면 앞으로는 튼튼하게 살아보는 거야. 누구나 한때는 아주 귀여웠다고. 한 팔에 안기던 아이. 4kg도 안됐어. 그런데 지금은 어떻게 된 거니. 이젠 팔 대신 기중기가 필요할지 몰라. 물론 아직도 귀엽다는 사람이 있겠지. 콩깍지 낀 거야. 강아지나 고양이도 마른 것보다 통통한 녀석이 귀엽잖아. 언제까지 귀여울래? 이제 좀 날렵해 보이는 건 어때? 날렵해 보이고 싶은 사람에게 알려줄게. 세상이 날렵해 보이는 운동. 바로 달리기야! 더 늦기 전에 시작해. 덜 먹고 많이 걸어. 그리고 달려! 날렵한 세계로 가는 거야.

처음부터 무리하지 마. 갑자기 뛰면 무릎 관절이 화를 내. 미친 거 아니냐고 비명을 지르지. 뚱뚱할수록 걷기부터 시작해. 걷는 것도 힘들다고? 그럼 제발 조금만 먹어. 입에 덜 넣으라고. 그래야 걷고 달릴 거 아니니.

달리기 전에 톰 행크스가 주연한 〈포레스트검프〉를 꼭 봐. 동기부여가 될 거야. 그게 귀찮으면 이봉주를 떠올려. 그는 지구를 몇 바퀴나 돌만큼 먼 거리를 달렸어. 책을 냄비 받침대로 쓰는 사람이더라도 무라카미 하루키는 알 거야. 그 사람도 달리기 광이야. 매일 달리지. 그는 한 인터뷰에서 이런 말도 했어. "군살이 붙으면 작가로서는 끝입니다." 달리는 건 살아있다는 거야. 박찬호, 박지성도 매일 달렸어. 달려서 누구나 아는 스타가 된 거야. 박지성이 축구장을 누비던 모습을 기억해 봐. 멋지잖아.

꼬부랑 할머니 되면 달리기 힘들지만 우린 아직 달릴 수 있어. 달리다 지치면 그때 걸으면 돼. 힘 나면 다시 달리고. 그런 것을 인터벌 운동이라고 해. 걷고 뛰는 걸 반복하는 거지. 운동 효과는 엄청나. 노출증 환자처럼 방송에서 가슴 다 드러내고 몸 자랑하는 애들이 시키는 복잡한 운동 따라 할 필요 없어. 그건 지들도 안 할걸.

살 빼는 데에도 걷기보다 달리기가 좋아. 오래 못 달리니까 자꾸 걸으라고 하는 거지. 외국여행 가면 맛집만 돌아다니지 말고 운동화 신고 공원에도 가 봐. 얼마나 멋진 일이야. 대부분 달리고 있을 거야. 그들과 함께 달려. 거기서 왕 선캡에 토시까지 쓰고 걷는 사람을 만나면 "안녕하세요."라고 인사하면 돼. 99% 우리나라 사람이니까.

달리다 보면 재미가 생기고 자꾸 달리고 싶어져. 이건 주의해야 해. 무릎 관절이 상할 정도로 달리면 안 돼. 체중 생각해서 적당히 달려. 몸이 상하도록 달리면 중독을 의심해야 해. 중독이 좋은 건 없어. 알지? 적당한 게 좋은 거야. 만약 무릎이 아픈데도 달리고 있다면 상담을 받아야 해. 러너스 하이라고 해. 달리면서 뿅 가는 거야. 몸에서 오피오이드 호르몬이 분비되면서 기분이 좋아지지. 별 걱정 다한다. 아직 걷지도 않는 당신한테. 그치?

잠깐. 나 무릎이야. 알지? 앞쪽에 등장했던 무릎. 제발 그만 아프게 해. 심하게 달리지 말라고. 너무 오래 달리지 말라고. 아픈데 참고 달리지 말라고. 약속해! 계속 내 말 안 들으면 또 등장할 테니 그렇게 알아.

이제 우리 달려 보는 거야. 한 번 해 보자. 할 수 있어. 우린 하루살이가 아니잖아. 들꽃이 되어보고 바람도 되어보자. 더운 날엔 비를 맞고 겨울엔 눈을 맞자고. 자, 달리자~

배풍선

말이 통하지 않는 상대와 대화하는 법은? 없다. 고집불통에 지독하게 말 안 듣는 사람들이 있다. 그런 사람들과 통하는 방법은? 없다. 이석원 작가의 베스트셀러 『보통의 존재』에서 깊이 공감한 글이 있다. 딱 두 줄이다. 간단명료하다.

말이 통하지 않는 상대와 대화하는 법은?
없다.

이 페이지를 접하고 작가 이석원이 좋아졌다. 인간관계가 뭐 별거 있나. 공감하는 부분이 여럿 겹치면 좋아지는 거다. 그간 많은 사람들을 상대했다. 남녀노소를 가리지 않았다. 호주 국가대표, 일본 격투기 선수, 심지어 남미의 갱단까지 가르쳐봤다. 상대가 누구든 마음을 다해 열심히 가르치면 대부분 잘 따른다. 자신을 위해 땀 흘려 가르치는데 누가 싫다고 하겠나. 그런 나도 못 가르치는 사람이 있다. 고집불통! 바로 그 이름 찬란한 고집불통이다. 강호의 고수들이 모두 무릎 꿇었다는 고집불통. 나도 그 앞에선 추풍낙엽일 뿐이다.

지인 중에 나이 지긋한 왕 배불뚝이 고집불통이 있다.
우리 모두 알지 않나. 딱 보면 '아!'하고 표정 하나로 알아볼 수 있다. 눈매와 입꼬리에 살아온 이력이 보인다. 평생 고집 하나로 버텨온 나날들. 고집의 세월이 얼굴은 물론 행동 하나하나에도 깊이 스며들어 있다. 이를테면 이런 거다. "뭐 드실래요?"라고 물어오면 보통 이렇게 대답을 한다. "괜찮아요. 다 잘 먹어요." 그럼 다시 묻는다. "드시고 싶은 거 말씀하세요." 그러면 "오늘은 간단하게 샌드위치 먹을까요."와 같은 식으로 메뉴를 선택하게 된다. 하지만 이런 대화는 무의미한 통과의례일 뿐 결국 자기가 정한 곳으로 끌고 간다.

몇 번 같은 일을 겪으면서 이렇게 대답을 한다. "좋으실 대로." 그러면 또 이런다. "아니 드시고 싶은 거 없어요? 정해 보세요." "아니요. 좋으실 대로." 원래 결정 장애자이기도 하지만 고집불통을 만날 때면 늘 이렇게 말한다. "좋으실 대로". 생선구이, 카레, 샌드위치 등등을 말했다 묵살당한 기억이 선명하다. 이건 이렇고 저건 저렇다며 결국 자기가 결정한 곳으로 끌고 갔다. 메뉴는 딱 두 가지다. 순댓국, 설렁탕, 다시 순댓국, 설렁탕… 다시…….

왕 배불뚝이 고집불통은 만나면 항상 운동과 건강에 대해 물어온다. 뱃살이 나와서 걱정이라며 말이다. "뱃살 빼려면 뭐가 좋아요?" 단골 레퍼토리다. 한두 번 진지하게 답변했다가 그 뒤론 건성으로 넘어간다. 답을 해주면 언제나 한결같이 "에이~"라며 부정적인 말로 반응을 보인다. 교수가 제자 학점 주는 것도 아니고 에이~라니. "에이~ 되겠어요?" "에이~ 운동할 시간이 어디 있어요." "에이~ 그러고 어떻게 살아요."

"에이~"라고 할 때마다 꿀밤이라도 한 대 때려주고 싶지만 늘 상상만으로 넘어가곤 한다.

전화가 왔다. 그 고집불통 양반이다. "이번 주에 시간 되세요? 드릴 말씀도 있고…" 점심에 시간을 내서 그의 사무실을 찾았다. "앗, 일찍 오셨네요. 잠시만요." 웬일인지 땀을 뻘뻘 흘리며 운동을 하고 있었다. 발을 소파 밑에 끼우고 윗몸일으키기를 하는 중이다. "몇 개만 더 하면 돼요. 헬스장 코치가 뱃살 빼려면 하루 100개씩 하라고 해서요." 하루 100개 윗몸일으키기라니. 그 코치를 찾아가서 뺨을 어루만져 주고 싶다. 귀싸대기를 말이다.

참 이상하다. 가족을 포함해서 가까운 사람일수록 내 말을 안 듣는다. 다른 것도 아닌 운동에 관해서 말이다. 25년간 운동을 가르치고 천 번이 넘는 강연을 박수 받으며 했는데도 말이다. 자식의 말을 안 듣는 부모, 부모의 말을 무시하는 자녀를 보라. 귀동냥으로 들은 말은 따르지만 진정 어린 충고는 무시한다. 소중한 건 늘 가까이 있다. 가까이 보석이 있고 행복은 안에 있음에도 바보처럼 밖으로 멀리 떠돌며 찾아다닌다. 네잎클로버 찾아 세잎클로버를 밟는 격이다. 네잎클로버는 행운을 상징하고 세잎클로버는 행복을 상징한다. 행운이냐 행복이냐 선택은 자신의 몫이다.

윗몸일으키기를 하는 그의 모습이 위태위태했다. 전보다 배가 더 많이 나온 듯했다.

잠시 상상의 시간을 가져 보자. 사랑하는 이의 생일 파티를 준비 중이다. 풍선을 한껏 불어 빵빵하게 만들었다. 벽에 예쁘게 장식을 하려는데 그만 잘못 눌러서 '빵'하고 터져버렸다. 어쩔 것인가.

배불뚝이의 배는 빵빵해진 풍선과 같다. 잘못 건드리면 터진다. 허리가 터지고 장이 터진다. 추간판 탈출증과 탈장의 원인이 될 수 있다. 터지기 전에 빵빵해진 풍선을 원상태로 만드는 방법은 하나다. 천천히 바람을 빼는 것이다. 뱃살 역시 마찬가지다. 안 그러면 풍선 터지듯 탈난다. 천천히 빼는 방법은 두 가지로 압축된다. 첫째 덜 먹을 것, 둘째 많이 움직일 것. 하루에 윗몸일으키기 100개는 절대 아니라는 말이다.

한때 윗몸일으키기가 복부 비만 탈출 체조, 뱃살 빼는 비법으로 여기저기 소개돼서 경악을 금치 못했다. 윗몸일으키기는 복근 운동일 뿐이다. 복근 운동을 하기 전에 일단 뱃살의 정리가 필요하다. 많이 걷고 탄수화물 섭취를 줄이는 게 우선이다.

기왕 복근 운동을 하려면 윗몸일으키기보다 복부의 압력을 덜 받는 운동을 해야 한다. 좀 더 안전한 운동, 바로 크런치다. 크런치 역시 잘못하면 상하는 부위가 있다. 바로 목이다. 모든 운동은 방법을 잘 숙지해서 해야 한다. 건강에 좋다고 잘못 배워서 무리하면 탈나고 다친다.

사실 복근은 만든다기보다 찾는다는 표현이 맞다. 뱃살을 걷어내면 누구나 복근을 찾을 수 있다. 뱃살은 지방이다. 지방을 태우는 데는 유산소 운동만한 게 없다. 유산소 운동보다 더 좋은 건 역시 덜 먹는 거다. 다 알겠지만 알기만 하면 뭐 하나. 매일 만 보씩 걷는 사람이 몸짱 책 100권 본 사람보다 훨씬 건강하다. 이 책은 다 아는 방법을 실천하게 하는 데 목적이 있다. 당신이 모르는 건 나도 모른다. 비법은 바로 실천이다.

윗몸일으키기 100개를 기어코 채운 배불뚝이 고집불통이 줄줄 흐르는 땀을 닦으며 말한다. "점심 식사하셔야죠. 뭐 드실래요?" 하하하. 또 묻는다. 역시 순댓국집으로 갔다. "아줌마 여기 순댓국… 잠시만요, 특으로 하실래요?" "아뇨 보통이요." "에이~ 특으로 드시지… 여기 특 하나, 보통 하나, 그리고 수육 작은 거 하나 주세요." "모처럼 오셨는데 수육 한 접시 해야죠." 잘 먹었다. 보신탕을 포함한 '보신'이 들어간 음식을 제외하고 난 늘 잘 먹는다. 아무거나 잘 먹는다. 윗몸일으키기는 잘 하지 않지만 대중교통을 이용하며 하루 평균 서너 시간은 기본으로 움직인다. 에스컬레이터 대신 계단을 이용하고 때론 한두 정거장 걷는다. 잘 먹은 날은 더 많이 걷고 움직인다. 운동을 배우는 사람은 자가용을 몰고 다니고 난 걸어 다닌다. 우유 마시는 사람보다 배달하는 사람이 더 건강하다.

배불뚝이 고집불통께서 장소를 옮기자고 한다. 그가 좋아하는 후식은 사무실에선 커피믹스, 카페서는 라테다. 독백이 절로 나왔다. '점심에 먹은 거 빼려면 윗몸일으키기 만 개는 해야 할 거요.'

그 후 세월이 한참 흘러 전화가 왔다. "지금 고향 청주에 내려와 있습니다. 혈압이 많이 높아져서 당분간 요양 중입니다."

세상의 고집불통님들 제 말 좀 들어주세요. 들을까? 천만에!

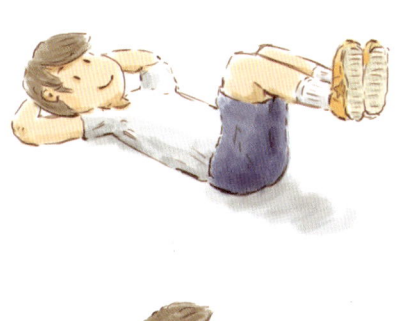
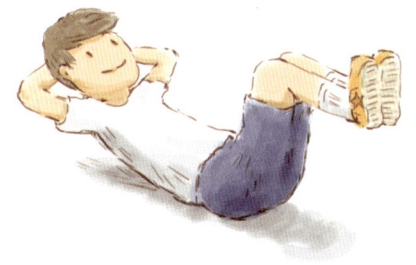

하늘로 솟은 엉덩이 *085*

캣카우

 요가를 처음 시작한 건 호주 태권도 클럽의 초청으로 브리즈번에 갔을 때였다. 그 클럽에서는 오전에 요가와 필라테스 및 주짓수를 가르쳤는데, 우연히 요가와 필라테스 수업을 지도하는 선생님의 캣카우 자세를 보게 되었다. 그녀는 슬라브족 계열인 듯 파란 눈과 작은 얼굴을 가진 유럽 여성으로 가끔 지나가며 눈인사를 나누곤 했다. 그녀의 캣카우 자세에 매료된 나는 그날 이후 요가 수업에 참여하며 열정적으로 굳은 몸을 풀기 시작했다. 지금도 아침에 눈을 뜨면 간단한 스트레칭으로 하루를 시작한다. 그중 빼놓지 않는 자세가 캣카우다.

캣카우를 우리말로 해석해서 '고양이소'나 '소고양이'로 말하면 아무래도 어색해서 그냥 캣카우라 부르기로 했다. 이 글을 쓰기 전 한 회사의 오전 운동시간에 직원들에게 물어봤다. "캣카우가 듣기 편한가요, 아니면 고양이소나 소고양이가 편한가요?" "캣카우요!!" 가능하면 우리말을 사용하려고 노력하지만, 익숙한 외래어 그대로 말하는 게 편할 때도 있다.

예를 들어 햄스트링이란 말이 그렇다. 허벅지 뒤쪽이나 슬굴곡근이라는 말보다 훨씬 익숙하다. 스포츠 뉴스의 영향이다. '축구선수 OOO이 햄스트링 부상을 당했습니다.' 반대의 경우도 있다. 필라테스를 배울 때, 선생이 '립 케이지'라는 말을 자주 했다. 리케이지? 리퀘이지? 무슨 말인지 한동안 못 알아 들었다. 수업 시작부터 마칠 때까지 영어를 남발하는 통에 집중하기 힘들었다. '뭐라는 거야?'라는 생각이 수업할 때마다 들었지만 소심한 성격과 나만 못 알아듣는 것 같은 느낌에 혼자 우물대다 말곤 했다. 내가 지도할 때는 립 케이지라는 부위를 흉곽이라고 바꿔 부르며 설명까지 덧붙인다. "여기 가슴통을 흉곽이라고 합니다."라고. 흉곽도 쉬운 말은 아니기 때문이다. 요가나 필라테스 수업에서는 흉곽 호흡을 자주 한다. 들숨과 날숨을 '인헤일', '엑스헤일'이라고 하는데 그렇게 배웠더라도 지도자라면 가르칠 때만큼은 우리말로 친절하게 설명해주는 게 좋지 않을까.

 무슨 일이든 처음부터 거창하게 시작되는 건 아니다. 차고에서 사업을 시작한 세르게이 브린과 레리 페이지는 세계 최대 기업 구글을 만들었다. 이처럼 작은 일이 큰일로 번지기도 하고, 찰나의 인연이 운명이 되기도 한다. 처음 캣카우 자세를 본 이후 요가는 내 삶에 적잖은 영향을 미쳤다. 나는 운동을 가르칠 때 부드러움을 강조하기 시작했고, 내게 요가를 가르쳤던 그녀는 태권도 1단까지 따며 한국을 알리는 민간외교관이 되었다.

 캣카우 자세는 허리 건강에 좋다. 캣카우 자세를 해보면 허리가 움직이는 범위를 파악할 수 있다. 척추는 곡선을 이뤄야 한다. 일자목이거나 허리가 뻣뻣하면 늘 뻣뻣하고 부상을 당할 위험도 높다. S라인을 이룰 때 건강하고 아름답다. 섹시한 굴곡을 만들고 싶다면 오늘부터 매일 캣카우 자세를 해보도록 하자. 요가는 누구에게나 좋은 운동이다. 요가가 여성 전용 운동으로 인식되지 않도록 많은 남성들도 함께 하기를 바란다. 개인적으로 우락부락한 보디빌더의 몸보다 부드러운 요가 마스터의 몸이 더 멋있다.

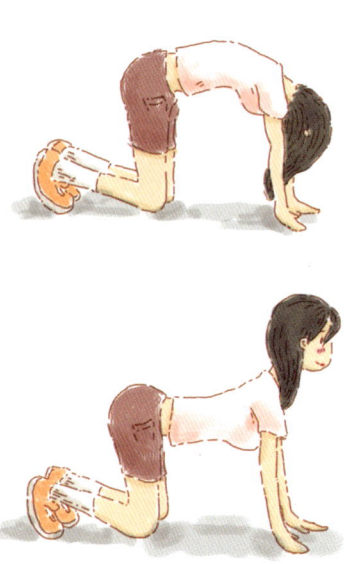

걷기, 두 발로 사유하는 철학

『걷기, 두 발로 사유하는 철학』

타인의 책 제목을 내 책의 소제목으로 쓸 줄은 몰랐다. 이 책 저자는 철학자 프레데리크 그로다. 그가 누군지는 잘 모르지만 그간 읽어온 수많은 걷기에 대한 책 중, 이 책의 내용이 가장 압도적으로 기억에 남는다. 책에는 흔한 걷는 방법이나 자세, 걷기의 효과 따위는 없다. 그럼에도 불구하고 걷고 싶게 만들어지는 실천적 내용이 가득 담겨 있다. 여러 예술가와 철학자의 걷기를 통해 자연의 소중함과 삶의 의미를 담아냈다.

걷기는 몸의 요소이며 걷는다는 건 한쪽 발을 다른 쪽 발 앞에 놓는다는 의미다. 걷는다는 건 아무것도 아닌 존재로 돌아가기 위함이고, 사람이 풍경이 되게 하는 작업이다. 걷기는 걷기일 뿐인데 걷기를 운동이라고 하는 건 우스운 일이다.

강의 중에 "규칙적으로 운동하는 분 손들어 보세요."라고 말하면 5분의 1쯤은 손을 든다. "무슨 운동하세요? 혹시 걷기라고 하실 분은 내려 주세요." 거의 다 내린다. 대부분 운동을 하지 않는다는 말이다. 걷기를 운동이라고 한다는 건 운동을 하지 않는다는 말과 같은 말이다. 걷기를 무시하는 말이 아니다. 걷기는 삶의 일부이고 인간의 숙명이다. 두 발 달린 인간이 걷는 건 당연한 일 아닌가. 걷기는 걷기다. 걷는 것조차 하지 않는 사람은 중환자와 다를 바 없다. 발가락조차 까닥하지 못하던 사람에게 걷는다는 건 기적과 같은 일이며 새로 태어나는 일이다. 그럴 경우 걷기가 운동이라 말한다면 기꺼이 박수를 보내며 격려하겠다.

건강상의 이유가 아니라면 걷기에 운동이라는 무거운 족쇄를 달지 않기를 바란다. 모든 운동의 기본은 걷기라는 무언의 계약 아래 이뤄져야 한다. 하루 만보 걷기! 오죽 걷지 않으면 만보기가 생겼을까. 요즘은 만보기 대신 스마트폰용 걷기 앱도 있고, 손목에 차는 첨단 제품도 많이 보인다. 어떤 제품이든 사용하는 건 동기부여에 좋다. 다만 난, 만보기 대신 대략의 시간으로 하루 걷는 양을 계산한다. 한 시간 혹은 두 시간으로 걷는 양을 가늠하는 것이다. '어림잡아'라는 말이 좋다. 숫자에 민감하게 반응하고 매번 칼로리 계산을 하며 정확한 계량을 논하면 숨이 막힌다. 인바디를 선호하지 않는 이유 중 하나다.

나는 서울은 물론이고 전국 곳곳을 다니며 강연을 하고 운동을 가르친다. 하루에도 여러 곳을 다니는 통에 힘이 들 때도 있지만, 열심히 경청하고 따라와 주는 사람들 덕분에 이겨낸다. 체육인, 강사, 작가의 평균 수명이 짧다는 통계를 믿는 편은 아니어도 세 가지 일을 다 하고 있기에 건강에 맘이 쓰이는 건 사실이다. 작년까지는 무리해서라도 개인 운동을 따로 했는데 올해 들어 일이 더 많아지며 못하게 됐다. 그 대신 여기저기 다니며 실천하는 게 하나 있는데 바로 대중교통 이용이다. 대중교통의 장점은 제때 도착과 더불어 많이 걸을 수 있다는 점이다. 특히 지하철을 타면 계단을 마음껏 이용할 수 있다.

"여러분, 오늘 여기까지 뭐 타고 오셨어요?" 한 회사에서 임원 대상으로 강연을 할 때 물었다. 사람들은 이구동성으로 대답한다. "차 몰고 왔습니다." 경력이 쌓이고 높은 자리에 오를수록 평균적으로 걷는 시간이 줄어든다. 제대로 걸으려면 돈 내고 헬스장에 가야 한다. 매주 월요일 오전마다 가는 곳이 있다. 지하철을 두 번 갈아타고 인천의 한 역에 도착해서 다시 20분을 걸어야 도착한다. 그곳에서 한 대학의 교수들과 함께 한지도 몇 년이 흘렀다. 그들 대부분도 자가용을 타고 다닌다고 고백한 적이 있다. 많은 사람들이 대중교통을 이용하면 더 좋겠다는 생각을 한 적이 있지만 되도록 입 밖에 내지는 않는다. 각자 나름의 사정이 있으니까. 덕분에 강의를 다니는 내 다리는 더 튼튼해졌다. 하도 돌아다녀서 그런 모양이다.

사람들은 헬스장에 운동하러 갈 때도 자가용을 탄다. 주차장에서 바로 엘리베이터를 이용하는 모습이 자주 보인다. 뭐 하러 헬스장을 찾는지 모르겠다. 계단만 잘 이용해도 병원 갈 일이 줄어드는 데 말이다. 주치의가 따로 있는 게 아니다. 바로 튼튼한 두 다리가 주치의 역할을 한다.

내가 운영하던 체육관과 같은 건물에 살 빼는 약으로 유명한 한의원이 있었는데, 3층에 위치한 한의원으로 가는 엘리베이터는 비만 환자들로 쉴 틈이 없었다. 살 뺀다고 약 먹으면서 고작 3층 가는데 엘리베이터를 타는 이유를 지금도 잘 모르겠다.

잘나가던 태권도장을 접은 이유 중 하나도 걷기와 관계가 있는 셔틀버스 운행 때문이었다. 부모가 시켰겠지만, 운동하겠다는 녀석들이 엎어지면 코 닿을 거리에서 버스를 기다리는 꼴이 마뜩치 않았다. 셔틀버스가 창살 없는 감옥 같았다. 아이 때 안 걸으면 커서도 안 걷는다. 습관은 그렇게 집요하고 무섭다.

걷다 보면 걷는 사람만 느낄 수 있는 놀라운 세계가 펼쳐진다. 아직 실천에 못 옮기고 있지만 『연금술사』의 작가 파울로 코엘료가 영감을 얻은 순례자의 길에 도전할 날을 꿈꾸고 있다. 한 달 넘게 걷기만 할 수 있다는 사실에 약간의 두려움과 기대가 뒤섞인다. 우선 대리만족으로 가까운 골목마다 발을 딛는다. 걷는 동안 풍부하게 상상하고, 생각의 파편을 정리하며, 힘줄이 요동칠 정도로 두 다리에 힘을 싣는다. 걷지 못하는 삶이란 그 얼마나 무기력할까. 노인이 되어서도 지팡이를 벗 삼아 걸으리라 다짐한다. 갑자기 소설 하나가 떠오른다. 『향수』로 유명한 파트리크 쥐스킨트의 또 다른 대표작 『좀머 씨 이야기』의 좀머 씨처럼 걷는 주인공이 또 있을까.

   걷기의 놀라운 세계로 초대한다. 그 속에 풍경이 있고 사람이 있고 철학이 있다. 사색하는 인간! 얼마나 멋진 말인가. 짐승이 사색한다는 소리는 들어보지 못했다. 사색의 가장 좋은 벗은 걷기다.

   자~ 걷기의 세계로 떠나 보자.

아 매끈한 허벅지

여성의 가슴은 사춘기 시절 불꽃 같은 욕망의 대상이었다. 그러던 어느 날 엉덩이로 바뀌더니 갑자기 허벅지가 눈에 들어왔다. 맨부커 국제상을 수상한 작가 한강의 소설 『채식주의자』에서 주인공 영혜의 형부이자 인혜의 남편에게 몽고반점은 욕망의 대상이다. 아내 인혜가 무심코 말했던 처제 영혜의 엉덩이 몽고반점으로 인해 그의 예술적 영감과 성적 욕망이 동시에 드러난다. 『채식주의자』의 몽고반점처럼, 내게 허벅지는 가슴을 떨쳐내고 새로운 상상의 세계로 가는 티켓이 되었다. 가슴에서 허벅지… 그리고 지금 현재 진행형은 밝힐 수 없다. 그건 아무래도 은밀한 작업이기도 하고 언제 바뀌게 될지도 모르는 일이니까. 대외적으로는 '눈'이라 해두자.

 세상엔 다양한 허벅지가 존재하지만 부피와 상관없이 약간의 매끈한 근육을 가진 탄력 있는 허벅지에 시선이 머문다. 딱 눈에 들어오는 허벅지를 글로 나열하기 힘들지만 표현하자면 이렇다. 두 다리를 붙이고 섰을 때 허벅지 사이의 빈틈이 없고, 빙 둘러 도독한 곡선을 만들 정도의 건강함을 갖추고, 엉덩이와 허벅지의 적당한 비율과 종아리의 길이가 조화를 이룰 때 비로소 매끈한 허벅지라는 표현이 어울린다. 트리플 러츠를 사뿐히 하던 김연아의 허벅지를 떠올리면 된다 —허벅지의 묘사를 위해 열 번도 넘게 수정했지만 갈수록 까다로운 인간이 되는 것 같아서 이쯤에서 멈춘다—.

 허벅지의 탄력은 굳이 만져보지 않아도 알 수 있다. 눈썰미가 좋을 뿐만 아니라 눈바디 생활 25년 이상의 경력 덕분이다. 허벅지의 구성이 되는 지방과 근육의 분포에 따라 탄력이 좌우된다. 흔히 허벅지가 굵으면 건강하다고 알고 있는데 이는 단편적인 지식일 뿐이다. 비만인의 굵은 허벅지를 보면서도 건강하다는 소리가 나오는가. 허벅지 굵고 허리도 굵으면 그건 건강한 게 아니라 그냥 살찐 거다. 셀룰라이트 가득한 굵은 허벅지를 건강하다고 할 수는 없지 않은가.

탄력 있고 매끈한 허벅지를 만드는 운동을 소개한다. 런지는 허벅지와 엉덩이가 제대로 자극되는 대표적인 운동이다. 허벅지 운동은 대부분 엉덩이 운동도 같이 된다. 헬스장에 있는 기구인 레그 익스텐션의 경우는 예외다. 그 기구는 딱 앞쪽 허벅지의 대퇴근만 자극하도록 만들어져 있다.

나는 고가의 기구를 이용하는 운동보다 맨몸 운동을 선호한다. 매트 하나와 덤벨 한 쌍만 있으면 1년 내내 다른 프로그램으로 운동할 수 있기 때문이다. 매일 훈련 일지를 쓰던 제자가 한 말이다. "일지를 보니 2년간 매번 다른 프로그램이네요. 이제 더 이상 적는 게 의미가 없겠어요." 그런 그의 일지 속에 런지만큼은 자주 등장한다.

런지는 하면 할수록 진가가 드러난다. 나 역시 자주 즐기는 운동 중 하나다. 만약 헬스장을 다닌다면 스미스 머신을 이용할 수도 있다. 스쿼트 뺨 때릴 정도로 엉덩이 자극에 좋다. 물론 맨몸으로 해도 효과는 마찬가지다.

* 앞서 언급한 셀룰라이트가 신경 쓰이는 사람이라면 런지와 더불어 유산소 운동을 병행해야 한다. 셀룰라이트에 이별을 고하자. 잘 가~ 셀룰라이트!

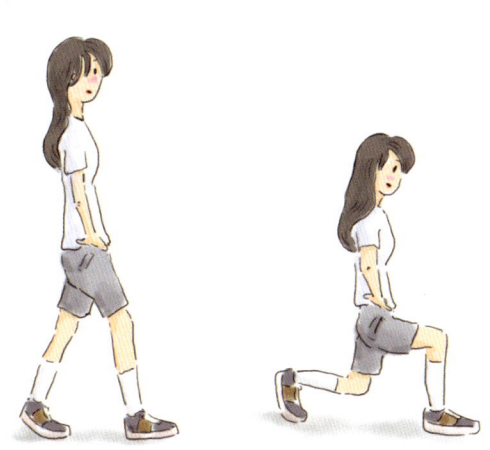

엎드려뻗쳐

 순전히 선생님 덕분이다. 고등학교 수학 선생님. 그분의 성함을 차마 밝히지 못하는 점 양해 바란다. 내가 중고등학교를 다니던 때에는 폭력이 난무했다. 학생끼리 지지고 볶는 싸움 말고, 선생님이 학생을 일방적으로 폭행하는 것 말이다. 교육 또는 선도라는 미명 아래 자행된 악습이었다. 비슷한 시절을 보낸 사람들이라면 끄덕끄덕 공감할 것이다. 꿀밤은 애교고, 뺨은 사랑이고, 몽둥이는 약이었다. 특별히 선생님의 총애를 듬뿍 받는 몇 명을 제외하곤 폭력의 올가미에서 벗어날 수 없었다.

 중학교 때는 송딱, 양뻥 등 성함 대신 별명으로 불리던 악명

높은 선생님들이 계셨다. 송딱은 하도 딱딱 소리 나게 때려서 송딱이고, 양뺑은 하도 뺑을 쳐서 양뺑이다. 학생들이 다 눈치채는 뺑을 쳤다. 지금 생각하니 양뺑은 귀여운 축에 속한다.

송딱은 아이들 볼이 남아나질 않을 정도로 뺨을 세게 때렸다. 심지어 뺨을 맞아서 넘어진 아이를 밟기도 했는데 지금 생각하니 선생을 하면 안 될 사람이었다. 다행히 난 아버지의 후광에 귀싸대기는 면했다. 울 아버지는 내가 다니던 학교에서 태권도를 지도하셨고 학교 바로 앞에서 태권도장을 운영하셨다. 송딱이 가끔 날 찾았다. "아버지 이번에 또 외국 다녀오셨지? 양담배 좀 가져와라. 안부 잘 전하고." 반면 짝꿍은 이유 없이 자주 맞았다. 틈나면 맞았다는 말이 어울린다. 말리지 못한 우린 공범이었다.

고등학교에 진학하자 중학교 선생님들과는 차원이 또 다른 선생님들이 계셨다. 여러모로 좀 더 기계적이고 많이 냉정했다. 고등학교 2학년 때의 일이다. 그날은 내 생일이기도 했다. 생일의 악몽은 그때부터 시작되었다. 한동안 생일마다 사건사고에 휘말려 애를 먹었다.

수학 선생님은 인정사정 봐주지 않는 사람이었다. 늘 30cm

정도 되는 딱딱한 몽둥이를 들고 다니며 학생들을 자주 때렸는데, 때리는 부위가 주로 머리통과 손등이었다. 얼마나 아팠겠나. 늘 준비물 검사로 수업을 시작했다. 그날의 준비물은 수학 문제집이었다. 매번 수업 시간마다 뭘 사 오라고 하는데, 교과서는 뭐하러 있는지 모르겠다는 생각을 처음 했다. 날 포함해서 준비 못한 친구들이 대여섯 명 정도였다. 그중에는 점심 도시락도 잘 못 챙겨올 정도로 가난한 친구도 있었다. "문제집 안 사 온 놈들 나와." 아이들이 터덜터덜 나가자마자 일단 머리통을 한 대씩 때렸다. "엎드려뻗쳐." 다 엎드렸다. 그때가 수업을 시작하고 5분쯤 지나서였다.

땀이 비 오듯 쏟아졌다. 아이들은 하나씩 쓰러졌다. 무릎 꿇고 포기한 친구들은 엉덩이를 다섯 대씩 맞고 들어갔다. 끝까지 버틴 학생은 나 하나였다. 맞기 싫어 버텼고 이기고 싶어 버텼다. 미친 듯이 팔굽혀펴기를 하고 몸을 단련할 때라 가능했다. 수업을 마치는 종이 칠 때까지 버텼다. 교탁 옆에서 땀을 비 오듯 흘리며 다리가 달달 떨리도록 벌을 받고 있는 제자를 본척만척하는 선생님을 꼭 이기고 싶었다. 선생님은 엎드려뻗쳐 하는 날 두고 아무 말씀 없이 나가셨다. 그때 난 무슨 생각이 들었는지 웃으며 일어섰다. 일어서며 망설이던 일을 자행했다. 놀라던 친구들 표정이 지금도 기억난다.

수학 선생님이 나가시자마자 학교 유리창을 깨기 시작했다. 주먹으로, 발로, 의자로… 치기 어린 시절이었다. 잘못이란 걸 그때는 몰랐다. 더 웃긴 건 친구들이 말리기는커녕 응원을 하는 거였다. 내 가방을 받아 들어 주는 친구, 어깨를 안고 격려하는 친구, 잘했다며 흥분하는 친구, 그리고 이참에 학교 앞에서 돈을 빼앗는 선배들을 혼내주라는 친구도 있었다. "뭐라고? 돈을 뺏는다고?" "그래. 걔네들 좀 어떻게 해 줘." "알았어! 그 새끼들 어딨어?"

내 뒤를 따르는 무리가 점점 늘었다. 선배들을 맞딱뜨린 곳은 지하도였다. 빙 둘러선 친구들 속에서 한 선배와 일전을 벌였다. 그는 운동으로 단련된 나의 상대가 되지 않았다. "가만히 있어. 다 움직이지 마." 다른 친구들은 나와 그 선배가 일대일로 붙을 수 있도록 선배 패거리들을 막았다. 날 믿고 용기를 낸 거다. 지금 와서 생각하면 우습지만 친구들이 그때처럼 든든했던 적도 없었다.

그 후 난 다시는 학교로 돌아가지 않았다. 검정고시를 준비해서 다음 해에 합격했다. 친구들보다 먼저 졸업한 셈이다. 뭔가를 잘 그만두기 시작한 것의 시초였다. 이후 '아니면 말고' 식의 삶이 이어졌다.

지금 와서 생각하면 수학 선생님은 선견지명이 있었는지도 모르겠다. 제자가 운동을 가르치며 살 것을 예상한 거다. 수업 시간 내내 엎드려뻗쳐 동작으로 있으면서 신세계를 경험했다. 당시 선생님들이 주던 벌은 대부분 등척성 운동이었다. 엎드려뻗쳐, 손들고 있기 등 힘든 자세로 오래 버티는 것을 전문 용어로 등척성 운동이라고 한다. 영어로 아이소메트릭 트레이닝이라고 한다.

근육을 만들기 위해 헬스장에서 하는 운동은 대부분 등장성 운동이다. 스쿼트, 데드리프트, 푸쉬업 등 수축과 이완을 반복하며 단련하는 운동을 말한다. 반면 등척성 운동은 근육을 강하게 조인 상태에서 버티는 거다. 근육의 지구력이 아주 좋아지며 탄력 있는 몸매를 만드는 데도 빠질 수 없다. 뭐든 조화가 참 중요하다. 근육 역시 조화롭지 못하면 부상이 잦고 볼품도 없어진다. 등척성 운동은 조화를 생각하는 운동이다.

등척성 운동의 꽃인 플랭크를 소개한다. 추억의 엎드려뻗쳐보다 한 단계 진화한 운동이다. 복부, 허리, 다리 등 몸 전체를 단련하는 기가 막힌 운동이다. 꼭 해야 하는 운동 PDSP(푸쉬업, 데드리프트, 스쿼트, 플랭크의 약자) 중 하나이기도 하다. 균형 있는 몸매와 근육의 기초 공사를 위해 꼭 필요한 운동이다. 그중 유일한 등척성 운동인 플랭크를 해보자.

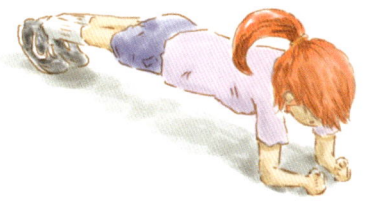

어머니의 종아리

 누구든 부모의 자식이다. 나도 그렇다. 금전적인 재산은 물려받지 못했지만 그것을 제외한 모든 건 그분들의 공이다. 아버지의 진한 눈썹과 강인한 턱선, 무성한 수염, 그리고 어머니의 큰 눈과 오뚝한 코를… 전혀 물려받지 못했다. 20년 전까진 '왜 이렇게 생겨 먹었어.'라며 거울을 보고 자책했다. 아무리 봐도 밋밋하게 대충 생긴 얼굴이었다.

 그런데도 이상하게 인기는 많았다. 늘 따르던 후배가 "형은 하나하나 보면 별로야. 근데 희한하게 매력 있어."라고 한 말에 꿀밤을 쥐어박았다. "뭐가 별로야?" 하면서도 '별로'라는 말을 딱히 부정할 수 없었다. 지금 생각하니 그때가 그립다. 여러 사람들과 유연한 관계를 맺던 시절이었다.

얼굴이 작다며 놀리던 친구와 싸운 적이 있었다. "얼굴이 주먹만 해. 참새 같아."라는 말에 그 친구의 멱살까지 잡았다. 그 친구 별명은 대두였다. 나는 다리 예쁘다고 소문난 어머니를 닮아 종아리가 날씬했다. 그걸 이죽거리며 "남자 종아리가 왜 그래."라는 녀석에게는 발차기를 날렸다. 수염 많이 난다는 뜬소문을 믿고 턱에 발모제를 바르거나 두꺼운 종아리를 만들겠다고 장딴지에 쥐가 나도록 운동을 하기도 했다.

나이를 먹어가면서 좋은 것 중 하나가 그런 것들에 조금씩 무뎌진다는 거다. 무뎌지다 보니 단점이 장점으로 변하기도 한다. 아침저녁으로 면도하시던 아버지의 고충이 떠올랐고, 얼굴 작아서 좋겠다는 소리도 듣는다. 대충 생긴 얼굴이라 쉽게 질리지 않는다. 외모의 장점은 받지 못했지만 아버지의 성실함과 어머니의 적응력을 닮아 먹고 살고 있다. 한때 아버지의 성실을 융통성 없음으로, 어머니의 적응력을 오지랖으로 폄하하던 시절이 있었다. 세상이 바뀌길 기대하는 것보다 나 하나 바뀌는 게 훨씬 현명한 일이다.

아무리 운동해도 마음먹은 대로 바뀌지 않는 부위가 있다. 종아리도 그중 하나다. 유전적인 영향이 그만큼 큰 곳이다. 그래서 "종아리 굵은 거 어떻게 해요?"라고 물으면 "부모님께 여쭤 보세요."라고 답한다. 부모가 먹는 걸 고스란히 같이 먹고 자라면서 점점 더 닮아간다. 고로 종아리 굵은 부모를 만나면 자녀의 종아리도 굵게 마련이다. 부모 중 한 분만 비만일 경우 자식이 비만이 될 확률이 10~20% 지만, 두 분 다 비만일 경우 80%에 육박한다. 두 분 다 종아리가 굵은데 자녀의 종아리만 날씬할 확률은 극히 낮다는 말이다.

유전적인 것 + 여태 먹은 것 = 지금의 종아리

종아리 문제로 고민이라면 정말 남보다 많은 노력을 기울여야 한다. 유전적인 건 어쩔 수 없다. 선택할 수 없다. 이미 먹은 것도 마찬가지다. 토해낼 수 없다. 남은 건 지금부터 덜먹어서 몸 전체 사이즈를 줄이고 아래에 소개하는 운동과 마사지를 병행하는 거다. 마사지가 중요한 부위가 종아리다. 틈나는 대로 부기를 빼는 마사지를 하자. 하루아침에 변하지 않는다. 간절하게 주문을 외우며 주무르고 운동하라. 기적은 간절해야 일어난다. 주문은 두 가지다.

'내 종아리를 당장 날씬하게 해주세요.' 이건 '간절'이 아니라 '억지'다. 다시 태어나야 가능한 일이니까. '지금부터 내 종아리를 사랑하게 해주세요.' 이건 지금 당장 가능한 일이다. 다시 태어나지 않아도 된다. 최종 선택은 언제나 자신의 몫이다. 종아리를 사랑하는 맘으로 아래의 운동과 마사지를 따라 해보자.

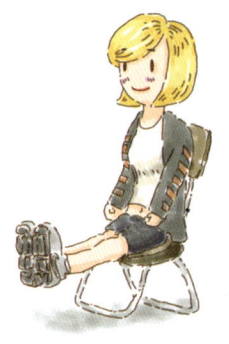
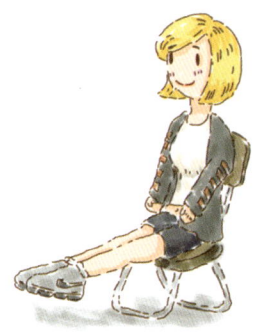
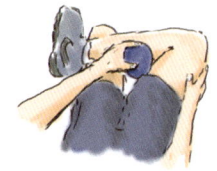

이번엔 목이다

강연을 시작한 지 벌써 7년이라는 시간이 흘렀다. 우연한 기회에 대기업의 초청을 받아 첫 강연을 했던 날이 떠오른다. 그날 시간이 어떻게 지나갔는지 모르겠다. 무사히 강연을 끝내고 인사하는데 박수와 환호가 터져 나왔다. 연락을 맡았던 기업의 담당자가 따라 나오며 "오늘 최고였습니다. 다음 강연도 잘 부탁드립니다."라며 전사원 교육을 요청했다. 우연히 그 자리에 섰지만 우연이 우연으로 끝나지 않고 지금의 나를 만들었다.

강사는 어떤 자질을 갖춰야 할까? 강사는 강연할 때 배우가 되어야 한다는 말이 있다. 배우라면 연기를 잘해야 한다. 배우가 아무리 미남, 미녀라도 연기 못하면 배우라는 타이틀이 무색하다. 연기하면 떠오르는 배우가 많이 있다. 최민식, 한석규, 송강호, 이병헌, 백윤식, 전도연… 또, 성동일, 이경영, 오달수, 조진웅… 이들의 연기는 메소드 연기라 불린다. 장국영, 히스 레저는 극중 배역에서 빠져나오지 못하고 우울증을 앓다 비극적 최후를 맞기도 했다.

 강사 중에도 메소드 연기를 하는 사람이 가끔 있다. 자기 아버지를 죽이고 살리고, 가짜 친구가 등장하는 등 여러 에피소드가 넘친다. 되도록 이해하려 하지만 공감하긴 힘들다. TV 프로그램에는 강사로 활동하는 각종 전문가들이 나와서 자기 홍보에 열을 올린다. 방송은 홍보의 장이다. 홍보를 잘 하면 몸값이 뛴다. 홍보 못하면 아무리 좋은 아이템이라도 알리기 힘들다. 영화, 책, 음반, 음식, 사람 모두가 홍보에 따라 흥망성쇠가 결정된다. 홍보의 함정은 저질 재료의 형편없는 식당이 맛집으로 둔갑하고, 말장난하는 사람이 명강사로 바뀌는 데 있다. 홍보가 아니라 사기다. 사기꾼 많은 나라에서 이 정도는 애교로 넘어가야 하는 걸까. 강사 양성소도 있다고 들었다. 고작 몇 달 교육받은 강사에게 뭘 기대할 수 있을까.

운동과 관련된 강연 분야 역시 마찬가지다. 심지어 전문가가 아님에도 강연 중에 체조를 시키고, 마사지를 가르친다. 누구나 할 수 있는 게 운동이지만 아무나 가르쳐서는 안 된다. 몸을 잘못 쓰면 다치기 때문이다. 몸짱이 몸 자랑하는 건 좋지만 무턱대고 가르치는 것 역시 곤란하다. 유능한 선수라도 지도자 과정을 거쳐야 비로소 선생이 된다. 내 몸 만드는 것과 남을 가르치는 건 완전히 다른 분야다. 비전문가가 운동을 가르치는 건 내가 연기나 경제를 가르치는 것과 같다. 『심야식당』으로 유명한 만화가 아베 야로가 이런 말을 했다. "제가 좋아하는 사람이란, 자신을 자신 이상으로 내세우지 않는 정직한 사람입니다."

강의할 때마다 빼놓지 않고 강조하는 게 있다. 그건 바로 목 운동이다. 액션 영화에서 사람의 목을 돌려 죽이거나 격투기 경기에서 초크를 걸어 상대를 기절시키는 걸 봤을 거다. 이처럼 목은 다치기 쉬운 부위로 조심히 다뤄야 한다. 목은 경추 일곱 개, 추골동맥 등 수많은 조직으로 이루어져 있다. 추골동맥은 경추 사이사이를 관통한다. 잘못 건드리면 죽을 수도 있다. 그런 예민한 목이기에 평소 관리를 잘 해주어야 한다.

목을 건강하게 만들어 줄 수 있는 체조를 소개한다. 그간 한 번도 빼지 않고 강연 시작을 알린 운동이기도 하다. 지친 목을 살리자. 스마트폰 사용 조금만 줄이고 체조를 하자. 머리 아프고 눈 아프다면 꼭 해야 하는 운동이다. 마사지와 운동이 동시에 된다. 너무 간단해서 "뭐야?" 할지 모른다. 간단한 것조차 안 해서 문제가 되는 세상 아닌가.

* 덧붙이자면 베개를 괜찮은 것으로 바꾸는 게 목 건강에 좋다. 하루의 3분의 1은 베개와 지내야 하니까 비싸도 비싼 게 아니다.

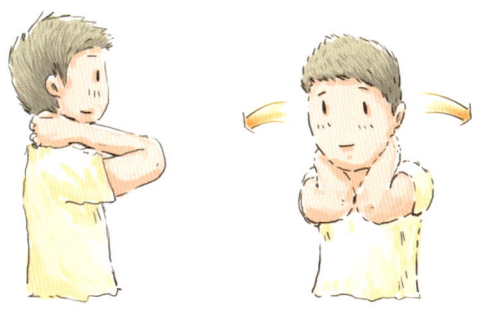

"많이 안 먹어"라고?

많이 안 먹는데 살이 안 빠지는 경우는 둘 중 하나다.

첫째, 많이 먹으면서 적게 먹는다는 자기 최면에 빠진 경우. 둘째, 많이 안 먹지만 운동이라곤 스마트폰 조작이 다인 경우. 둘 다 아니라면 특이 체질이다. 특이 체질일 경우는 0.01%정도 되니, 당신이 거기에 해당할 확률은 거의 없다. 다시 말하면 로또 맞을 확률과 같다는 말이다. 살이 찌고 있다면 당신은 많이 먹거나 꼼짝도 안 하는 사람이다. 둘 다 이거나.

당신이 여전히 적게 먹는다는 최면에 빠져 있다면 당신보다 많이 먹는 사람들이 주변에 즐비할 확률이 높다. '나보다 많이 먹는 사람이 얼마나 많은데'라고 위로할 만큼 먹성 좋은 사람들과 가까이 지내며 '그에 비해 난 적게 먹어'라고 위안을 삼는 거다. 시야가 넓은 사람이 되라. 세상엔 당신보다 적게 먹는 사람이 60억 인구 중 최소 절반이 넘는다.

조금 먹는 데 살찌는 건 병이다. 방울토마토 몇 개만 먹어도 살찐다면 어찌 병이 아니란 말인가. 먹는 게 밥 반 공기가 전부인데 살찐다면 병이 맞다. 파스타, 치킨, 라면, 빵은 거들떠보지도 않고 삼겹살은 먹지도 않는데 살찌는 건 병이 분명하다. 마실 줄 아는 건 물 밖에 없는데 살이 찐다면 병이 확실하다. 고작 한 달에 한 번 치맥 했다고 살이 찔 리가. 어쩌다 한 번 라면에 밥 말아 먹었는데 살이 찔 리가. 뷔페라곤 지난주에 친구 결혼식에서 먹은 게 전부인데 살이 찔 리가. 연말이라고 동료들과 삼겹살 회식 끝나고 술김에 친구 불러서 소주 한 잔 더 한 것뿐인데 살이 찔 리가. 어제는 진짜 잠이 안 와서 딱 빵 한 쪽 먹었을 뿐인데 살이 찔 리가.

삼촌을 만났다. 몇 년 안 본 사이에 10kg 넘게 찐 삼촌이다. "이상하단 말이야. 많이 안 먹는데 살이 안 빠지네." "그렇죠? 많이 안 드시죠?" "응. 잘 안 먹어. 아침 건너뛰고 점심 대충 먹고 저녁도 많이 안 먹어." 가만히 듣다가 생각하니 만날 때마다 삼촌이 라테를 마셨다는 게 떠올랐다. "우유 좋아하시죠? 우유는요?" "어. 우유 좋아하지. 하루 1통씩 먹어." 우유 1L를 하루 한 통씩 마신다는 놀라운 사실을 알아냈다. 180mL도 아닌 1L를. 아이들은 우유를 먹고 자란다. 우유를 잘 먹은 아이는 우량아가 된다. 나는 우유를 끊으면 당장 살이 빠질 거라고 말씀드렸다. "이제 우유 뗄 나이 되셨어요." 삼촌이 웃다가 마시던 라테를 뿜었다.

누누이 반복하는 말이지만 덜 먹고 많이 움직여라. 건강하게 살 빼려면 이 방법밖에 없다. 너무 간단해서 사람들이 어려운 방법을 자꾸 만들어낸다. 돌팔이부터 사이비까지 등장한다. 이것만 먹으면 살이 빠지고, 이렇게 운동하면 몸짱이 된다고 한다. 먹는데 살이 빠진다는 말이 말이 되나. 말이냐 막걸리냐. 운동만 하면 몸짱 된다고? 전 세계 헬스장 회원들이 웃다 자빠지겠다.

나는 그동안 엄청난 착각을 하며 살았다. 나한테 걸리면 누구든 살이 빠진다는 착각 말이다. 생각해보면 그동안 좋은 제자들을 만난 덕분이었다. 비 오듯 땀 흘려 운동을 해도 살을 못 빼는 사람들을 보며 반성한다. '내 능력은 여기까지구나.' 얼마 전 솔직히 제자들에게 고백했다.

"난 건강하고 튼튼하게 해 주는 사람이지, 살 빼주는 사람이 아닙니다. 살은 여러분 스스로 빼야 합니다."

운동을 많이 해도 살이 안 빠지는 사람에겐 어떤 도움을 줄 수 있을지 고민한다. 몇몇 사람이 떠오른다. 이 지면을 통해 전하고 싶다.

"나쁜 제자는 없소. 다 내탓이오. 더 노력하리다. 대신 지금 손에 든 군것질거리만 좀 내려주겠소. 죽기 살기로 운동해놓고, 그걸 먹고 싶소? 대체 얼마나 더 먹어야 한단 말이오? 그만 좀 드시오."

* 위의 글을 쓰고 시간이 좀 지나서 삼촌에게 연락이 왔다. "우유 끊고 운동했더니 8kg이 빠졌다. 고맙다." 저도 덕분에 먹고 한 꼭지 썼습니다. 고맙습니다.

인순 씨의 돌려차기

"쉭, 쉭."

무슨 소린고? 인순 씨의 발이 바람을 가르는 소리다. 발이 관우의 청룡언월도가 되어 날카롭게 옆구리를 파고든다. 만 번 이상 단련한 복사근에 상당한 내상을 입었다. 끔찍하다. 만약 대처가 반 박자만 늦었어도 갈비뼈 서너 대에 골절상을 입었을 것이다. 허리에 정통으로 맞았다면 적어도 척추뼈 두 개는 조각이 나서 하반신을 쓸 수 없게 되었을지도 모른다. 상상만 해도 끔찍하다. 불과 2년 만의 일이다. 이렇게 강해지다니. 온몸이 무기가 되어 간다. 그녀가 손자를 둔 할머니라는 사실이 믿기지 않는다.

여럿이 일사불란하게 발차기를 하는 모습은 언제 봐도 멋있다. 그 안에는 20대부터 70대까지 다양한 사람이 있다. 그중 제일 잘하는 사람이 60대의 인순 씨다. 놀랍지 않다. 하면 된다는 걸 모르는 사람이 많을 뿐이다. 가끔 내 몸을 샌드백 삼아 대 주다가 최근에 그만뒀다. 강력해진 발차기에 내상을 입기 시작했기 때문이다.

요즘엔 여러 곳에서 운동을 가르친다. 김포공항, 강남, 불광, 광화문, 반포, 방배, 둔촌, 마포, 행당 등 서울 일대는 물론이고 인천을 포함한 지방도 다닌다. 개인, 대학, 회사, 관공서, 백화점 문화센터 등 가리지 않고 달려간다. 무척 바쁘고 몸은 고되다. 그럼에도 불구하고 이 일이 좋아서 계속 한다. 일이 좋다는 건 만나는 사람과의 관계가 원만하다는 뜻이다. 돈을 많이 벌 수 있고 쉬운 일이라도, 함께 하는 사람이 불편하면 계속 하기 힘들다. 이미 자리 잡아 괜찮은 수입의 일들을 그만 둔 딱 하나의 이유는 아무래도 싫은 사람 때문이다.

만화가 마스다 미리의 작품 중 처음 본 것이 바로 『아무래도 싫은 사람』이다. 그 후 그녀의 작품을 꽤 많이 봤다. 그림체는 발가락으로 그린 듯하지만 내용은 고개를 끄덕이게 했다. 책 제목을 미리 하나 찜한다. 『아무래도 좋은 사람』 다음 책 제목으로 생각 중이다. 아무래도 싫은 사람이 있는 반면, 보기만 해도 좋은 사람이 있다. 그런 사람들 덕분에 지금까지 버티며 일을 하고 있다. 전작과는 다른 각오로 이 책을 쓰는 것도 그분들의 기대를 충족시키고 싶기 때문이다. 독자가 주인공인 책을 쓰고 싶어서 여러 사람들을 귀찮게 했다. "언제 힘드냐?" "어떤 운동이 좋으냐?" "꼭 들어가면 좋을 내용이 뭐냐?" "이 원고 어떠냐?" 등등. 그중에서 사람들이 재밌고 유익하다고 뽑은 운동은 뜻밖에도 발차기였다.

나는 태권도 사범의 아들로 태어나 오랜 기간 태권도를 지도했다. 현재는 여러 운동을 지도하고 있지만, 그 기본은 역시 태권도다. 여러 나라를 돌아다니며 지도해보니 안타까운 점이 있다. 다른 나라에서는 성인도 즐기는 것에 비해, 종주국인 대한민국에서는 유독 코흘리개 아이들만 하는 운동이 된 것이다. 아이들 입맛에 맞춰 놀이 위주의 수업을 하다 보니 점점 무도의 정체성을 잃어 간다. 지도자들의 노력도 부족하다. 점점 우물 안 개구리가 되어 창살 없는 감옥에 갇혀 간다. 여러 지도자와 만나도 대화가 잘 통하지 않았다. 수련생이 몇 명인지, 얼마나 버는지, 몇 단인지… 이런 거에만 관심을 갖는다. 책 한 권 보지 않는 지도자가 수두룩하니 발전이 더딜 수밖에 없다.

가족보다 태권도를 더 챙기던 아버지를 잊을 수 없다. 아버지를 기리는 마음을 태권도에 대한 애정으로 옮긴다. 성인 대상 강연과 운동 수업에 조심스럽게 태권도를 접근시켰다. 그중에 발차기가 있고 주먹 지르기가 있다. 처음엔 어색해하며 갸우뚱하는 사람들도 있었다. "처음엔 이런 걸 왜 시키시나 했어요. 해보니 지금은 젤 재밌어요." 몇 년간 배우고 있는 상준 씨의 말이다.

성인들이 재밌어 하는 태권도 기술을 소개한다. 발차기 중에서도 돌려차기다. 태권도 겨루기 득점의 70%는 돌려차기에서 나온다. 돌려차기 하나로 전국 1등을 한 제자도 있다. 무술가의 몸은 보디빌더의 몸과 달리 날렵하고 탄력 있다. 그런 몸을 원한다면 도전해보라. 돌려차기를 할 때, 수많은 근육과 힘줄이 놀라운 조화를 이룬다. 허벅지 근육이 발달하고 균형감각이 좋아진다. 스트레스 해소는 보너스다. 위기 상황에서는 자신을 보호할 필살기가 될 수도 있다. 단, 어설프게 배워서는 안 된다. 전문가의 지도 아래 단계별로 훈련해야 한다. 반사적으로 나올 정도로 반복 연습해야 한다.

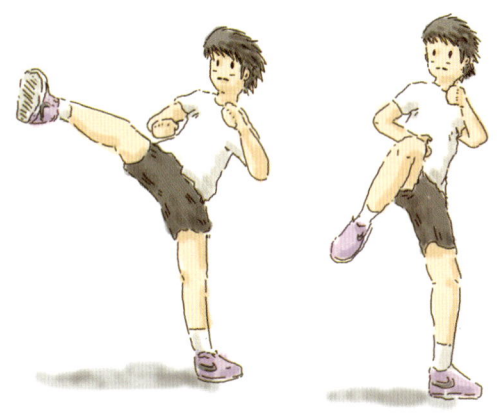

계단만 있으면 오케이

관절이 약해지고 근육이 줄어들면 계단이 무서워진다. 젊어서 관리를 잘 못 해서 그렇다. 관리를 잘 못 한 경우는 두 가지다. 몸을 너무 안 쓰거나 너무 많이 쓰거나. 대부분 전자에 속하고 후자는 운동선수에 해당된다. 뭐든지 적당히 해야 하는데, 적당히를 모르는 사람이 많아도 너무 많다. 늘 과하거나 부족하다.

정부가 엘리트 선수 육성을 지원하고, 프로 야구 선수가 수십억을 버는 건 그들만의 리그다. 우리나라에 올림픽 메달리스트가 많아진다고 평범한 직장인도 건강해지는 게 아니라는 말이다. 직장인 김개똥 씨가 건강해지려면 운동할 수 있는 시간을 허용하고 -칼퇴근 보장을 포함해서 근무 시간을 줄이고- 지자체 혹은 회사 자체적으로 유익한 운동 프로그램을 만들어 보급해야 한다. 자체 운동 프로그램 같은 복지 정책은 비용이 아닌 투자의 개념으로 접근해야 한다. 직원의 건강을 위하는 일이야 말로 진정한 투자다. 나에게 운동 수업을 의뢰한 한 회사 대표는 '애사심은 자신의 몸을 돌보는 데서 시작한다'라는 슬로건을 만들었다고 한다. 정기적으로 운동을 지도하고 있는 회사나 단체에 소속된 사람들은 말한다. 건강이 좋아진 것은 물론이고 소속감이 높아져 업무 능력도 향상되었다고 말이다. 미국에서 조사한 통계에 따르면 사내 운동 프로그램을 시행한 결과 이직률이 현저히 줄어들었다는 결과도 있다.

사내 운동 프로그램이 자리 잡기 위해 운동 시설을 갖추고 운동할 수 있는 시간을 할애하는 것 못지않게 중요한 것이 지도자이다. 사명감을 가지고 운동을 지도할 사람이 있어야 한다. 그렇다면 능력 있는 체육 지도자란 어떤 사람일까? "내 팔뚝 굵지?" "내 엉덩이 어때?"라고 자랑하는 사람이 아니다. 자격증이 여럿 있다고 되는 것도 아니다. 사람을 무엇보다 우선으로 생각하고, 다양한 경험과 사명감 있는 사람이어야 한다. 동종업계에 있는 사람들을 폄하하고 싶지는 않지만, 근육을 훈장으로 생각하는 사람들을 보면 가슴이 답답하다. '그래서 뭐?'라는 생각이 든다. 지도자는 지도자에 걸맞은 공부를 해야 한다. 학위나 자격증을 위한 것이 아닌 사람 공부 말이다. 사람을 위할 줄 알고 귀하게 생각해야 올바른 지도자다.

 나의 경우는 이름 외우는 게 그 출발점이다. 며칠 전부터 새로 맡아서 지도하게 된 한 회사의 직원 이름을 모두 외우느라 메모해 놓은 종이가 다 너덜너덜해졌다. 수십 명의 특징을 기억하고 사람 이름을 외우는 건 쉬운 일이 아니다. 그래도 나는 두 번째 만나는 날에는 그 사람의 이름을 부를 수 있다. 머리가 좋아서가 아니라 당연한 도리라 여기기 때문에 그만큼 노력하기 때문이다.

 회사의 지원도 없고, 경제적 여유도 부족하고, 시간까지 쫓기는 직장인은 어떻게 운동을 해야 할까? 그런 사람들을 위해 추천하는 운동이 있다. 두 다리만 있으면 누구나 가능한 운동이다. 특별히 무릎이 안 좋거나 고도 비만일 경우를 제외하고 말이다. 바로 계단오르기다. 운동을 분류할 때 동적인 운동과 정적인 운동으로 나누기도 하는데, 스쿼트나 런지는 정적인 운동에 속한다. 동적인 대표적 운동은 달리기와 계단오르기다. 달리기를 하며 땀에 흠뻑 젖을 때마다 건강해지는 느낌이 들며 스트레스도 확 풀린다. 계단오르기를 할 때도 마찬가지다. 계단오르기는 허벅지와 엉덩이 강화에 최고다. 고층 계단을 오를 때면 한 층 한 층 높아질수록 다리가 천근만근이 되지만, 할 수 있다는 신념으로 오르다 보면 정상에 도달한다. 에베레스트가 따로 없다. 산이 거기 있어 오를 뿐이라는 등반가의 말을 인용한다. 계단이 있어 오를 뿐이다. 산은 멀지만 계단은 늘 가까이 있다. 집이 15층, 사무실이 17층, 주 3회 이용하는 서울역 공항철도가 지하 7층이다. 매일 오르다 보니 하체 운동이 따로 필요 없고 심장도 튼튼해진다. 상상만 해서는 잘 모를 거다. 내일부터 회사와 아파트를 포함해서 가까운 건물의 꼭대기를 향해 한 걸음씩 내딛기 바란다. 곧 알아채고 고개를 끄덕이게 될 것이다.

계단을 옆에 두고 에스컬레이터에서 걷는 사람의 심리는 뭘까. 운동을 하려면 계단이 더 좋고, 빨리 가려면 5분 더 일찍 나오면 된다. 늘 지각하는 사람과 미리 도착하는 사람은 정해져 있다. 습관이다. 성공은 좋은 습관이 이어질 때 찾아온다. 지각은 여러모로 나쁜 습관이다. 지각이 잦으면 아침마다 불편한 마음으로 헉헉대며 출근하게 되고 신뢰도 잃게 된다.

주변을 둘러봐도 고층 건물이 보이지 않는다면 아래의 방법으로 충분하다. 이 방법은 개인 지도할 때 자주 하는 방법이다. 77사이즈에서 55사이즈로 변신한 제자가 추천한 운동이기도 하다.

"이 운동은 힘들지만, 효과가 아주 높아요. 유난 떨면서 하는 운동도 아니고, 어디서나 할 수 있죠."

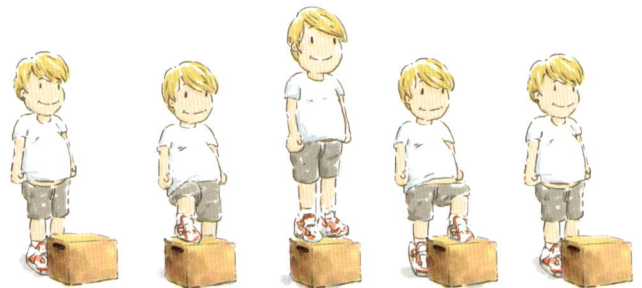

일요일 밤 달리기

헉헉대며 한 시간을 달리고 왔다. 건강할 때 헉헉대며 달려줘야 나중에 헉헉대지 않는다. 심폐지구력을 유지하거나 강하게 하려면 유산소 운동을 꾸준히 해야 한다. 그중 최고는 뭐니 뭐니 해도 달리기다. 걷기도 유산소 운동에 속하지만 그나마 빠르게 걸어야 운동이라고 할 수 있다. 그냥 걷는 건 산책이다. 안 걷는 것보다 운동이 되긴 하지만 걷기는 화를 다스리는 쪽에 더 유용하다. 그래서 나는 걷기를 운동보다 명상으로 분류한다.

달리기 중 최고는 언덕이나 계단을 뛰는 것이다. 정상에 오르면 숨은 턱까지 차오르고 다리는 끊어질 듯하다. 그 고비를 넘기면 상쾌함과 자존감이 더불어 찾아온다. 집 가까운 곳 공원에 작은 언덕과 계단이 공존한다. 조금 더 가다 보면 한 대학교가 나오는데 캠퍼스 안쪽에 제법 가파른 언덕이 길게 뻗어 있다. 보통 공원을 두 바퀴 돌고 대학교 언덕을 찍고 돌아온다. 그 코스가 딱 한 시간 걸린다. 한겨울에도 땀으로 운동복이 다 젖는다. 집 앞에 도착해서 가벼운 스트레칭을 하거나 1층 한 칸을 개조해서 만든 한 달에 만 원짜리 아파트 헬스장에서 간단하게 근력 운동을 조금 더 한다. 올해 들어 한 번도 이용하지 않다가 얼마 전부터 다시 시작했다. 운동은 장소가 중요한 게 절대 아니다.

최근에 마음을 비웠더니 별거 아닌 일에도 고마운 생각이 든다. 몸도 좀 비워야겠다. 세상은 채우는 것만 가르친다. 집을 채우고 배를 채우고 지식을 채운다. 가진 사람들이 더 채우려 안달하는 모습을 보니 안타깝다. 채우는 것보다 비우는 것이 힘들다는 걸 느낀다.

땀을 흘렸더니 머리까지 개운하다. 세상이 달리 보인다. 운동하고 샤워할 때의 모습이 아직까지 괜찮아 보인다. 뭐랄까. 살아 있다고 해야 하나, 아니면 생동감이 있다고 해야 할까. 운동은 몸과 맘을 다 건강하게 만든다. 해보지 않은 사람은 모른다.

차 한 잔 마시며 글을 쓴다. 오늘 마시는 차는 얼마 전에 선물 받은 중국 우롱차다. 차 한 잔을 마시는 데 여간 수고스럽지 않다. 물을 끓여서 적당한 양의 우롱차를 다기에 넣고 잘 우려내어 천천히 마신다. 천천히…

  오늘 하루도 잘 버텼다. 무사해서 다행이다.

지금은 점심시간

저절로 살이 빠지길 기다리는가? 가만히 앉아 복권에 당첨되길 바라는가? 집에만 있으면서 사랑하는 연인이 생기길 기도하는가? 시작하지 않으면 아무 일도 일어나지 않는다. 덜 먹거나 운동해야 살이 빠지고, 복권을 사야 당첨도 될 테고, 누굴 만나야 사랑도 싹튼다. '시작이 반'이라는 말을 만든 이에게 진심의 박수를 보낸다. 시작이 반. 단 네 글자가 자기계발서 한 권보다 나을 수 있다. '작심삼일'이라는 말 역시 긍정적으로 볼 필요가 있다. 뭔가 시작했다는 말이 아닌가. 어떤 일을 사흘이라도 했다는 건 아무 일도 하지 않은 것보다 대단하다. 나는 전작에서 작심삼일을 이렇게 풀었다. '월요일은 작심의 날이다. 한 번 작심하면 최소 일주일에 3일은 뭔가를 하게 되니, 1년에 절반 가까이는 실천하는 거다'라고. 여기서 '작심'이란 '실천'을 말한다.

백화점 문화센터에서 사람들을 가르친 지 5년의 시간이 흘렀다. 나는 한 가지 일에 전념하기 힘든 사람이다. 체육관이며 학교며 일이 잘 돌아갈 때도 '여긴 어디고 나는 누구인가. 매일 이렇게 살아도 되는가. 한 번 뿐인 인생에 합당한 일인가.'라는 걱정과 고민을 달고 살아 왔다. 특기는 잘 될 때 그만두기, 취미는 될 만하면 다른 곳에 눈 돌리기, 습관은 싫은 사람 생기면 바로 포기하기인 내가 5년 넘게 한 자리를 지켰다는 건 엄청난 일이다. 돌아가신 아버지가 그토록 바라던 일이기도 하다.

나는 왜 문화센터에서 강의를 하고 있을까? 사실 여태 하던 일 중에 문화센터만큼 수입이 적은 일도 없다. 처음 제안을 받았을 때 깜짝 놀랐다. 한 달 수강료인 줄 알았는데 한 학기(3개월) 수강료라는 말에 놀라고, 그걸 또 백화점과 몇 대 몇으로 나눈다는 말에 적잖이 당황했다. 처음 제시한 수강료에 백화점이 난색을 표하며 이런 말을 했다. "선생님. 다른 강좌 한 번 보세요. 두 배 넘게 차이가 나서 안돼요." 살펴보니 그랬다. 당최 문화센터 강사는 뭘 먹고 산단 말인가. 부업인가. 그러다 한 강좌가 눈에 띄었다. "오! 이건 많이 받네요." 직원이 씩 웃으며 손가락으로 가리킨 곳에는 이렇게 적혀 있었다. 주 3회 반(월 수 금). 그랬다. 주 1회가 아니라 3회인 수업의 수강료였다.

내가 문화센터에서 5년을 버틸 수 있었던 건 오로지 사람 때문이다. 착한 사람, 따뜻한 사람, 땀 흘리는 사람. 이사 간다며 서운하다고 손잡는 사람, 가족을 데리고 와서 소개해 준 사람, 손편지를 써서 주는 사람, 따로 찾아와 고맙다고 인사하는 사람, 오래 있어달라고 떼쓰는 사람, 모처럼 머리 깎고 갔더니 다신 그 미용실 가지 말라며 구박하는 사람, 몇 번의 유산 끝에 태어난 건강한 아기를 안고 온 사람, 땀 닦으라며 손수건을 선물하는 사람, 물 한 통 들고 와서 전해주는 사람, 식구를 잃고 슬픔에 빠졌을 때 위로해준 사람들이 날 버티게 한다.

이번에 소개하는 정미도 그중 하나다. 몇 년 전 친구와 함께 나오다가 잠시 안 보이더니 다시 혼자 나타났다. 전부터 유독 열심히 하는 사람 중 하나였다. 안 하던 운동을 다시 하려니 힘든지 한동안 신음의 시간을 보내더니 어느 날부터 끙끙 소리가 사라지며 잘 쫓아온다. 이런 학생을 보면 어깨가 으쓱해진다. 꼭 내가 잘 가르쳐서 그런 것 같다.

하루는 정미가 동료들을 몰고 와서 내게 소개를 했다. "선생님 잘 부탁드려요. 직장 후배들이에요." 그 후, 정미를 포함한 네 명이 쪼르르 모여 열심히 했다. 경선, 미래, 희원이다. 그 학기엔 유난히 사람이 많아서 비좁게 운동을 해야 했다. "미안해요. 다들 불편하죠. 마감 인원을 초과해서 받았나 봐요."라는 말에 "아뇨, 더 좋은걸요. 사이사이 서서 하면 돼요."라고 말해주는 사람도 있었다. 이런 사람들을 어찌 좋아하지 않을 수 있을까.

몇 달이 흘렀다. 정미와 함께 끙끙대던 경선, 미래, 희원이 수업 후에 조용히 다가왔다. "상의 드릴 게 있어요." 무슨 말인고 하니, 동료들을 더 모을 테니 자신들의 회사로 와서 지도해 줄 수 없냐는 것이었다. 고마운 얘기였지만 여러 여건이 맞아야 했다. 날을 잡아 한 카페에서 네 사람과 만나 의논했다. 그 후에도 몇 주간에 걸쳐 시간을 조정하는 동안 회사 내에 운동할 수 있는 장소도 작게 마련했다. 역시 뜻이 있는 곳에 길이 있다.

현재 그 회사로 출강 중이다. 주 2회 화, 목 반으로 시작해서 얼마 전 수, 금에도 새로운 반이 개설됐다. 정원을 늘렸는데도 대기자가 줄지 않아서 벌어진 일이다. 한 회사에 거의 매일 나가고 있는 셈이다. 제자들도 헷갈리는지 운동이 끝나면 매번 "안녕히 계세요."라고 인사한다. 나도 한마디 한다. "가야 하니까 '안녕히 계세요'라는 말만은 말아줘요."

이 회사 사람들은 점심시간을 쪼개 운동을 한다. 50대의 선배부터 20대의 후배까지 함께 어우러져서 땀을 흘린다. 운동하는 공간에서만큼은 직급이나 직책이 존재하지 않는다. 모두가 땀을 흘리는 학생일 뿐이다. 비실대던 저질 체력들이 달라졌다. 한 직원은 자신의 건강 검진 결과를 들고 와서 내게 보여주며 고맙다 말한다. 말뿐이다. 그래도 좋다. 남에게 고맙다는 소리 듣고 사는 사람이 몇이나 될까. 한 직원은 쉬엄쉬엄 올라가던 지하철 계단을 한 번에 뛰어오르게 됐다고 자랑하자, 곁에 있던 직원이 지지 않고 "난 버스를 달려가서 잡았어."라고 자랑한다. 그래도 그건 아니다 싶다.

한 명이 네 명, 네 명이 다시 수 십 명이 됐다. 그 수십 명이 백

명, 천 명이 될지 누가 알겠는가. 티핑 포인트는 예기치 않은 곳에서 발생한다. 월요일에는 한 대학에서 교수들을 대상으로 한 강의도 하고 있다. 이것 역시 문화센터에서 만난 한 사람 때문에 시작됐다. 가만 보니 문화센터에서 알게 된 사람이 벌써 수 백 명이 됐다. 문화센터 일을 시작하지 않았다면 평생 몰랐을 사람들이다. 시작하지 않으면 아무 일도 일어나지 않는다는 걸 매일 체험하고 산다. 다시 강조하지만 시작이 반이다. 나머지 반을 채우는 일만 남았다.

일단 운동을 시작하라. 단 몇십 분 만의 운동으로도 얻을 수 있는 게 어마어마하게 많다. 스쿼트 점프란 운동을 소개하겠다. 출퇴근길 지하철 계단을 오르는 것도 힘겨워하던 그들이, 이미 떠난 버스를 따라잡을 수 있도록 하게 만든 운동이다. 이 운동은 엄청난 열량 소모와 체력을 요구한다. 엉덩이와 허벅지를 멋지게 만들길 원한다면 도전하기 바란다. 점심시간마다 후식으로 케이크를 먹으며 스트레스를 달래던 당신에게 엄청난 변화가 일어날 것이다.

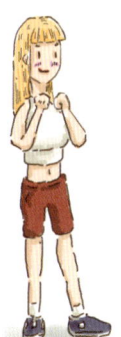
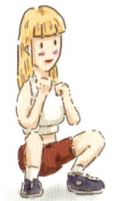
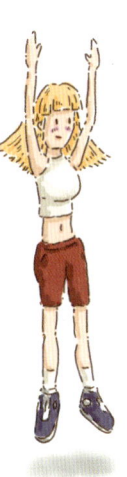

하늘로 솟은 엉덩이 *137*

살찌는 점심 살 빠지는 점심

 점심 약속이 있어서 논현동의 한 식당을 찾았다. 메뉴는 청국장. 일단 반찬부터 맛을 보는데 어떤 사람들은 밥이 나오기도 전에 반찬을 추가한다. 청국장이 가운데 나오자 일행은 열심히 밥을 비볐다. 콩나물, 부추, 열무김치, 치커리, 두부, 계란찜이 곁들여지고 고추장과 참기름이 맛을 더했다. 마지막으로 청국장을 살짝 비빔밥 위에 얹으면 완성. 건강식이다…는 개뿔… 짜도 너무 짜다. 유명한 집이고 몇 년 전에도 찾았던 집이다. 그때도 같은 생각을 했다. 다시 오면 안 되겠다는 생각. 식당은 언제나 문전성시다. 돈 꽤나 벌었다는 소문이 있다.
 내 입맛은 그렇게 까다롭지 않다. 가는 곳마다 아무거나 잘 먹는다고 좋아한다. 오늘 청국장은 짜고 김치도 짜고 계란찜도 짜고 달고, 고추장도 짜다. 염분을 들이부었다. 밥 사 준 사람의 성의를 봐서 많이 먹었지만 그래도 조금 남겼다. 안 남기기로 치자면 둘째가라면 서러운 사람이다. 음식 소중한 거 가난으로부터 배웠다. 아니, 그전부터 음식 남기면 아버지께 혼났다. 내 밥공기는 스님의 밥공기와 닮았다. 밥 한 톨 안 남긴다. 전에 친구의 여자친구가 월급 탔다며 체육관으로 함께 와서 삼계탕을 사줬다. 지금보다 더 잘 먹을 때다. 그 이후 그녀는 밥 사주는 걸 즐겨 했다. 삼계탕을 나처럼 잘 먹는 사람을 못 봤단다. 뼈만 앙상하게 남았는데 남은 뼈의 양으로 봐선 그중 일부는 먹은 게 아닐까 의심했단다. 그렇게 보람찬 일이 없었다고 한다. 밥 사고 뿌듯한 기분 나도 잘 안다.

내가 남겼다는 건 심각한 배탈이 났거나, 너무 성의 없는 음식이거나, 맛이 너무 짜거나 달 때다. 오늘은 짠 경우다. 나를 제외한 식당 안의 사람들은 국물까지 싹싹 비우고 밥까지 추가해서 먹었다. 우리보다 늦게 온 사람들도 후루룩 먹고 먼저 나갔다. 빨리 먹으면 살찐다. 짜게 먹으면 살찐다. 많이 먹으면 살찐다. 오늘 세 가지를 다 봤다. 게다가 직장인들이 식사 이후 디저트를 즐긴 지 오래다. 커피믹스 혹은 아메리카노에 달달한 케이

크나 아이스크림을 곁들여 먹고 이러겠지. "나 많이 안 먹어."라고. 한식의 단점은 많이 먹게 되는 거다. 짜니까 밥도 많이 먹는다. 디저트는 칼로리가 장난이 아니다. 디저트가 식사를 능가하는 경우가 허다하다. 이런 식으로 먹어선 살 절대 못 뺀다.

살 빼고 싶나? 그럼 천천히 심심하게 일정량만 먹어라. 일정량만 먹으려면 접시에 덜어 먹어야 한다. 한상 차려 놓고 비비고 볶아서 먹어대면 코끼리 되기 십상이다. 최근 몇 사람이 하루 세끼 사진을 모아서 저녁에 보낸다. 이렇게 생각한다. '많이 먹는구나.'라고. 탄수화물의 비율이 절대적으로 높다. 사진이 다가 아니라는 사실도 안다. 그런데 그들은 많이 안 먹는다고 생각할 거다. 더 이상 어떻게 줄이냐고. 그럼 됐다. 그렇게 살면 된다. 행복하게. 맘 편한 게 장땡이다. But, 맘이 편하지 않다는 게 함정이다.

잘 먹고 살 빼고 싶다고? 알겠다. 이렇게 해라. 매일 3만 보를 걷고 팔굽혀펴기 100개와 크런치 100개, 스쿼트 100개, 데드리프트 100개, 그리고 화, 목, 토는 수영, 월, 수, 금은 요가, 일요일은 등산, 마지막으로 새벽마다 줄넘기 1,000개 해라. 그럼 좀 빠질 거다. 그래도 안 빠지는 경우도 있다. 부연 설명을 한다. 이 정도 운동은 태릉 선수촌에선 몸풀기 정도로 한다. 태릉 선수촌에는 리듬체조 선수도 살고 피겨 선수도 살고 투포환 선수도 살고 무제한급 역도 선수도 산다. 운동량이 아무리 많아도 먹는 건 못 이긴다는 말을 어렵게 했다. 자주 인사를 나누는 우리 동네 아주머니 한 분은 운동을 나보다 많이 한다. 5년 전보다 살이 더 쪘다.

먹어도 너무 먹는다. 우린!!! 먹을 거 반으로 줄여서 배고파 울고 있는 기아를 돕자. 그들이 살고 우리도 산다. 그들은 허기를 면하고 우린 건강을 찾는다. 지금 글 쓰는 옆 테이블에서 한바탕 잔치가 벌어졌다. 라테, 프라푸치노, 아이스크림과 조각 케이크 두 개가 놓여 있다. 세 사람이 즐거워 보인다. 점심은 근처 일식 뷔페를 잘 먹었다고 소란하다. 새삼 놀랄 것도 없다. '제발 그러면서 살 빼겠다는 말은 말아다오.'

아, 에피소드 하나 추가. 크루아상이 유명한 빵집에 들렀다. 몇 번 찾았던 집이다. 대치동에 있고 을지로에 있고 강남역에도 있다. 일행에게 빵을 설명했다. "이 집은 이게 베스트 1, 2, 3입니다. 특히 베스트 3은 여기 오면 꼭 먹어봐야 합니다. 맛있죠." 설명을 듣던 일행 옆에 귀엽고 통통한 여성이 귀를 바짝 들이댄다. 그녀의 접시에는 이미 빵 두 개가 올려져 있었다. 쓱 내가 추천한 베스트 3을 접시에 추가로 담는다. 그 순간 말했다. "근데

이 집 빵의 단점은 무지하게 살찌는 성분이라는 겁니다. 아주 달고 칼로리 최고죠." 그리고 돌아서서 나왔다. 사실을 말했을 뿐이다.

일행이 따라 나오며 막 웃는다. "왜요?" "하하하 옆에 있던 아가씨가 선생님 째려보고 이 씨~! 했어요." "그랬어요? 하하하. 빵은요?" "씩씩대면서 계산대로 갖고 가던데요." 결국 난 실패했다. 그녀의 포만중추가 날 이겼다. 예상한 일이다. 하지 말라면 더 하고 싶은 게 사람 심리다. 맛있게 먹으면 된다. 짜든 달든 무슨 대순가. 행복하면 그만인데…라고 말할 턱이 없다. 우리 몸에는 뇌만 있는 게 아니다. 뇌가 지배하지만 심장도 있고 간도 있고 혈관도 존재한다. 신장과 방광도 있고, 근육과 관절도 있다. 몸을 보며 다정하게 물어봐라. 행복하냐고. 몸무게 늘면 무릎이 울고 심장이 아프다. 짜게 먹으면 위와 신장이 힘이 들고. 과식하고 술 마시면 간이 녹초가 된다.

뇌는 이중적이다. 착한 뇌, 나쁜 뇌가 있다. 나쁜 쪽의 불을 붙이는 건 과한 포도당이다. 포도당이 과하면 중독이 된다. 탄수화물 중독. 중독치고 좋은 거 있나. 마약, 도박만 나쁜 게 아니다. 중독을 끊는 건 좋은 습관밖에 없다. 좋은 습관은 덜 먹는 거다. 습관은 들이기 힘들지만 잘 버티면 저절로 된다. 자꾸 반복해야 기저핵이 반응한다. 시작, 그리고 반복!!! 오늘 그 시작이다. 덜 먹기 시작. 운동 시작.

이런 말 한두 번도 아니고, 책 두 권과 여러 글을 통해 수백 번 언급했다. 포기 안 한다. 결론은 하나다. 손을 잡자. 같이 잘 살자. 덜 먹고 많이 움직이자. 많이 안 먹는다고 착각하지 마라. 뱃살 접히는지 봐라. 그럼 많이 먹는 거다. 오늘은 여기까지. 이동해야 한다. 실천의 아이콘! 대중교통으로 출발~

덜 먹는 방법

아파트 한 층 위에 사는 이웃을 엘리베이터에서 만났다. 밤 열 시인데 손에 피자가 들려 있다. 인사를 나눈다. "안녕하세요. 이제 퇴근하시나 봐요." 인상이 좋은 그녀는 늘 웃는 얼굴이다. 억지로 웃는 게 아니라는 것은 얼굴만 봐도 안다. 굳이 프로가 아니라도 억지 웃음은 구분할 수 있다. 내 시선이 피자를 향하자 말한다. "저녁이 부실해서 먹으려고요. 호호호." 이제는 일과 일상을 구분할 줄 알고, 동네방네 잔소리할 만큼 힘이 남아돌 때도 지났다. "네, 맛있게 드세요."

"먹는 거 빼면 낙이 없네요."라고 말하는 사람이 많다. 왜 먹는 거 빼면 낙이 없을까? 무엇이 우리를 그렇게 만들었을까? 여유, 휴식, 운동, 가족 대신 야근, 맛집, 과식, 과음의 문화가 성행할까. 한 가족이 밥상머리에서 대화를 나누기가 점점 어려워지고, 돈 많이 버는 게 최고의 미덕이 되어가는 걸까. 퇴근하기도 전에 지쳐서 운동은 엄두도 내지 못하고, 열심히 일해도 노후를 걱정해야 한다.

먹는 거 말고도 낙이 있기를 바라며, 덜 먹는 방법을 제시해본다. 내가 실제로 효과를 본 방법이다. 돈이나 시간 드는 방법 아니니 믿고 해보면 좋겠다.

첫째, 천천히 꼭꼭 씹어 먹어라. 천천히 먹으면 먹는 동안 배부르다. 배부른 호르몬 렙틴의 영향이다. 반대인 배고픈 호르몬은 그렐린이다.

둘째, 물과 차를 자주 마셔라. 갈증을 배고픔으로 착각할 수 있다. 갈증, 배고픔, 성욕, 수면욕은 '시상하부'라는 집에 함께 산다. 그중 대장이 배고픔이다.

셋째, 야식이 생각나면 바로 이를 닦아라. 이를 닦고 나면 뭘 더 먹기 쉽지 않다.

넷째, 양질의 단백질을 끼니마다 조금씩이라도 섭취해라. 탄수화물과 비교하면 포만감이 오래간다.

다섯째, 많이 웃어라. 스트레스는 극도의 스트레스와 만성 스트레스로 두 가지로 나눌 수 있다. 극도의 스트레스는 노르에피네프린이라는 호르몬을 배출한다. 부모님이 위독하다는 전화를 받게 되면, 배고프다고 느끼지 않을 것이다. 문제는 만성 스트레스다. 만성 스트레스는 코르티솔 호르몬을 배출하면서 배고프게 만든다. 만성 스트레스를 줄이는 데는 웃는 게 제일이다. 명상, 산책, 운동, 아로마, 부드러운 대화도 도움이 된다.

여섯째, TV 시청을 줄여라. 돌리는 채널마다 먹을 거 투성이다. 맛집 소개, 요리 방송, 심지어 드라마까지 먹는 데 열중이다. 견물생심이다. 보면 먹고 싶어진다. 아울러 TV를 볼 때, 손에 쥔 무언가는 입으로 향할 확률이 높다.

일곱째, 기승전 운동이다. 움직여라. 가만히 앉아 있는 시간을 줄여야 한다. 움직이면서 뭘 먹는 사람은 드물다. 앞에서 언급했듯이 가벼운 산책은 스트레스 해소에도 좋다.

이제는 '잘 먹고 잘살자' 대신 '덜 먹어야 잘산다'로 슬로건을 바꿔야 한다. 많이 먹는 사람들이 솔깃해하는 말이 있다. 바로

'디톡스'다. 듣기 거북하다. 뭔 독소를 빼겠다고 호들갑인가. 그렇게 따지면 인간이 만든 모든 것이 독이다. 우리가 무슨 복어나 방울뱀도 아니고, 독을 빼겠다니 어처구니가 없다. 디톡스가 뭔지 잘 생각해보라. 디톡스 음식을 먹거나 마실 때 다른 걸 먹지 말라고 한다. 다른 거 안 먹으면, 디톡스 안 해도 살 빠진다. 전에 유행하던 단식과 다를 바 없다.

전립선

 회사원들 대부분은 엉덩이가 짓무를 정도로 잘 앉아 있다. 대단하다. 어쩌면 그리 오래 앉아 있을 수 있을까. 나는 회사 생활을 할 때 앉아 있는 게 가장 힘들었다. 내 옆에는 한 번 앉으면 몇 시간씩 꿈적하지 않는 박 이사가 있었다. 그는 아침에 출근해서 퇴근 전까지 딱 한 번 엉덩이를 떼는 사람이다. 바로 점심시간이다. 앉아만 있다 보면 병 날 것 같았는데, 박 이사 따라 하다 실제로 병이 나기도 했다. 말하기 민망한 부위에 찌릿한 고통과 경련이 일었다. 뻐근한 고통이 점점 심해졌다. 인터넷 검색으로 자가 진단해 보니 전립선에 문제가 생긴 게 분명했다. 동네 비뇨기과로 출동했다. 병원 가기를 누구보다 싫어하는 내가 스스로 병원을 찾을 정도로 불편했다.

  동네 비뇨기과는 실내가 어두웠다. 선입견인지는 모르겠지만, 환자들도 음습해 보였다. 병원 입구에는 성병과 에이즈에 관한 포스터가 붙어 있었다. 30분쯤 기다리자 내 차례가 왔다. 의사는 돋보기안경을 쓴 50대 초반의 남자로 보였다. 머리는 며칠을 감지 않은 모양이었다. 중국으로 출장 가는 비행기에서 내 옆에 앉았던 중국 요리사 이후 그런 머릿기름은 처음이었다. 이런저런 검사를 해야 한다는 건 알고 있었지만, 설마 하던 일이 벌어졌다. 의사가 라텍스 장갑을 끼며 말했다. "자, 이쪽으로 누워서 다리를 벌리고 힘을 빼세요." 거절할 수 없었다. 그의 손가락이 몸 깊숙하게 들어왔다. 아팠다. '제발… 그만!'이라는 말이 계속 입안에서 맴돌았지만 결국 입 밖으로 내뱉지 못했다. 검사 결과는 예상보다 더 나빴다. 창창한 나이인데, 전립선이 비대하고 좌우 크기가 많이 다르다고 했다. 사람 몸이 완벽하게 좌우 대칭이 아니라는 건 이해한다. 여자들은 알까 모르겠지만 남성의 고환도 대부분 짝짝이다. 둘이 부딪히지 말라고 조물주가 섬세하게 만든 결과물이다. 그런데 전립선까지 짝짝이라니. 내 청춘도 끝이구나.

며칠간 의사가 처방해 준 약을 먹었다. 약이 한두 개가 아니었다. 최소 몇 달은 먹어야 한다고 했다. 절망해서 인생을 비관하기 시작했다. 철학자가 되어 삶의 덧없음을 생각하고, 우울한 음악에 심취했다. 쉬지 않고 일과 운동에만 매달렸던 자신을 탓했다. 열심히 살면 뭐 하나. 그만하고 대충 살자. 자포자기의 상태로 『파울로 코엘료』의 연금술사를 다시 읽었다. 문득 '그래, 산티아고로 떠나자.'라고 마음이 들어 차근차근 준비도 했다. 그러던 어느 날 한 선배를 우연히 만났다. 그는 전립선 질환으로 오래 고생한 사람이었다. 내 상태를 설명하자 "저런, 그렇구나. ○○병원에 한 번 가봐. 거기 의사 선생님이 아주 잘 보셔. 나도 지금은 싹 다 나았어." 비뇨기과 학회장을 지냈다는 의사를 추천해 주었다. 산티아고로 떠나기 전, 지푸라기라도 잡는 심정으로 그 병원을 찾았다.

"검사부터 하실까요." 의사는 나이가 꽤 많아 보였지만 관리를 잘하는 사람인 듯했다. 건강한 피부와 날렵한 얼굴에 단정한 헤어스타일을 하고 있었다. 더 맘이 놓인 건 그의 자상한 말투 덕분이었다. 그의 손가락 역시 몸속으로 들어왔다. 처음 검사받았을 때보다 조금 더 오래 머무는 느낌이었다. 두 번째라 그런지 아니면 의사의 손길이 부드러운 건지 처음보다 덜 아팠다. 의사의 친절한 설명 덕에 몸의 긴장이 풀렸다. 긴장이 풀리니 통증이 사라졌다. 의사의 덕목에 친절이 꼭 포함되어야 한다는 생각과, 의사가 좋은 직업만은 아니라는 생각이 동시에 들었다.

검사 결과를 보기 위해 다시 찾은 병원을 찾았을 때, 의사는 뜻밖의 얘기를 했다. "어느 병원에서 그런 얘기를 들었죠? 전립선은 아주 건강해요. 양쪽 크기도 일정합니다." "근데 왜 아프고 뻐근하죠?" "혹시 운동 심하게 하시나요?" 피곤한 상태로 무리한 운동을 하면 그 부위에 통증이 올 수 있다고 했다. 곰곰이 생각해봤다. 퇴근 후에 습관적으로 무거운 기구로 하체와 복근 운동을 했다. 하루 종일 앉아 있다가 몸을 제대로 풀지도 않고 무리하게 운동해서 그런 거였다. 의사는 운동을 일주일만 쉬어 보라고 했다. 굳이 약 먹을 것도 없다면서 비상용으로 근육 이완제 하나를 처방해줬다. 순간 기분이 좋아졌다. 그럼 그렇지. 벌써 그럴 리가. 음악을 바꿨다. 콜드플레이의 「비바 라 비다」를 틀었다. 차츰 비트가 빨라졌다. 두 병원을 다니며 플라시보와 노시보를 동시에 경험했다.

남성의 40대는 40%, 50대는 50%, 60대는 60%로 전립선에 문제가 발생할 확률이 높아진다고 한다. 즉 70대 노인의 전립선이 멀쩡할 확률은 30%밖에 안 되는 거다. 나이 들어서도 전립선에 아무 문제가 없다면 철저하게 관리를 했거나 선택받은 사람이다. 모든 인체는 조금씩 낡아간다. 모든 건 세월에 맞게 변한다. 음식이 오래되면 부패하거나 발효되는 것처럼 사람 몸도 그렇다. 지금부터 잘 관리해서 숙성된 포도주의 향기를 풍기는 사람이 되자.

 친절한 의사 선생님께 배운 전립선에 좋은 치료법을 소개한다. "전립선엔 좌욕이 제일입니다. 오래 앉아 있지 말고 운동이나 산책을 적당하게 하세요." 좌욕 대신 반신욕도 괜찮다고 했다. 시간은 하루 10분이면 충분하다. 건강한 습관으로 전립선을 보호하자.

아빠를 부탁해요

어릴 적 우리 아버지 체육관에서 만나 친하게 지냈던 용국 형에게서 연락이 왔다. 그는 운동을 계속해서 대학에서 태권도를 전공했고, 지금은 태권도장을 운영한다고 했다. "진짜 오랜만이다. 네 소식은 가끔 듣고 있다. 한 가지 부탁이 있어." 친한 대학 선배의 아버지가 건강이 좋지 않아서 운동을 꼭 해야 하는데, 적임자로 내가 떠올라서 물어물어 나에게 연락했다고 했다. 나를 잊지 않고 찾아준 점이 고맙기도 하고, 한편으로는 당황스럽기도 했다.

형의 선배는 여성이었다. "아빠 건강을 찾아주세요." 아빠를 걱정하는 딸의 마음이 전해졌다. 그날 바로 그녀의 아버지를 찾아가서 얘기를 나누었다. 이미 여기저기 상담을 받고도 결정을 못하던 중에 날 만난 모양이었다. 그녀의 아버지도 내가 마음에 드는 눈치였다. 이제는 내 결정만 남았다. 그분의 나이는 일흔여섯. 페이스메이커를 부착한 그는 당뇨와 허리 부상, 그리고 어깨까지 좋지 않은 상태였다. 그분보다 더 고령인 사람도 지도해봤지만 어쩐지 걱정이 앞섰다. '잘 도와 드릴 수 있을까?'

오랜 기간 운동을 지도하면서 별일을 다 겪었다. 경험치가 쌓일수록 현명해지기도 하지만 걱정이 많아지기도 한다. 나이 먹으면 새로운 일에 도전하는 게 어려워지는 이유다. 제자들 중에 의사와 간호학과 교수가 있어서 상의했다. "이런 분이 계신데 시작해도 될까요?" 대답은 간단했다. "무리만 안 하시면 돼요. 잘 아시면서!" 그럼에도 불구하고 운동 당일까지 염려가 되었다. 일단 일주일에 세 번 하자는 요청을 두 번으로 조정했다. 처음부터 무리할 일이 아니었다. 시간을 내기도 힘들었다. 무리하게 운동하다 병이 나면 다음부터 거들떠보기도 싫어진다. 그때부터 운동이 별로 느껴진다.

지금은 두 사람을 지도하고 있다. 아버지는 물론이고, 아버지를 부탁했던 딸도 함께다. 아버지 수업을 몇 번 진행한 후 문자가 왔다. '저도 배울 수 있을까요? 진작부터 운동하려 했는데, 미루다보니 지금까지 왔네요.' 그 뒤로 두 사람은 선의의 라이벌이 됐다. 그냥 지나가는 말로 라이벌이 아니고, 진짜 라이벌이다. 아버지는 딸을 신경 쓰고 딸은 아버지를 지켜본다. 늘 함께 나와서 격려는 물론이고, 지적도 한다. "쟤가 운동을 싫어하니 잘 부탁하오." "아버지가 승부욕이 강해서요." 서로를 살갑게 챙기는 두 사람이 부럽다.

옛말 틀린 거 하나 없다. 걱정도 팔자다. 이렇게 잘 하는 사람을 미리 걱정하며 일주일이나 끙끙댔다. 나는 걱정이 많은 사람이면서 강단에 설 때면 사람들에게 이렇게 말한다. "걱정의 90%는 쓸데없는 것입니다. 미래를 두려워 마세요." 놀고 있다. 내 코가 석자다.

"이 나이에 좋아지겠소?" 어르신과 처음 만난 날 걱정스럽게 하신 말씀이다. 그런데 불과 몇 달 만에 좋아진 정도가 아니라 믿기지 않을 만큼 달라졌다. 허리가 펴지고 근육이 불끈대며, 간신히 무릎에 닿던 손이 이젠 발끝을 잡는다. 아직 굽은 어깨가 다 펴지지 않았고 모든 운동을 소화하진 못하지만, 매번 기록을 경신 중이다. '남보다'가 아니라 '전보다' 좋아지면 된다. 많은 사람이 남보다 앞서려 한다. 세상이 각박해지는 이유다. 학생이 열심히 하면 선생은 재미와 보람을 느낀다. 잘 따라오는 학생이 있다는 건 선생에게 복이다. 학생이 선생을 잘 만나야 하듯 선생도 학생을 잘 만나야 한다. 공생이다.

이제 어르신은 아들도 함께 운동했으면 하시고, 딸은 남편을 데려오고 싶어 한다. "아내가 다리를 만져보더니 달라졌다는군요. 이제 딸보다 무거운 거로 합시다." 운동이 끝나면 때때로 어르신과 포옹을 하거나 하이파이브를 하면서 헤어진다. 울 아버지가 떠올라 그런다. 사람들을 가르치는 비결이 따로 있는 건 아니다. 그냥 가족 대하듯, 친구 대하듯 하면 된다. 나는 그동안 가족과 친구에게 잘 못 했기에 더 열심히 한다.

어르신께 스트레칭을 자주 하라고 말씀드렸지만 이렇게 몸이 좋아질 줄은 미처 몰랐다. 일흔여섯 남성을 변화시킨 스트레칭 한 가지를 소개하겠다. 벽 짚고 다리 밀기다. 누구나 어디서든

할 수 있다. 당신도 예외는 아니다. 손으로 발끝을 못 잡는다면 당장 시작하라. 서류상 나이보다 중요한 건 신체 나이와 젊게 사는 마음이다.

어르신께서 미국 여행을 다녀오셨다. 공항에 마중 나온 딸에게 이렇게 말씀하셨다고 한다. "앞으로 운동 더 열심히 할 거다." 그 얘기를 전해 듣는 순간 가슴이 콩닥거렸다. 어르신께서 근육이 생기면 소원을 들어준다고 하셨는데, 이 책을 통해 소원을 밝힌다.

"건강하게 오래 사세요!"

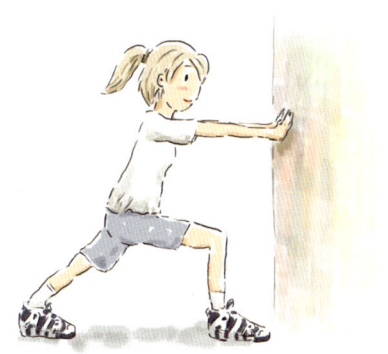

77에서 55로

문자가 왔다. '운동 400회 기념 식사해요.' 그녀를 만난 게 벌써 400번이 넘었다는 말이다.

그녀를 만난 건 4년 전이다. 그녀는 "우리 시누도 선생님께 배우면 참 좋을 텐데, 집이 지방이라…" 라고 말하던 제자의 시누다. 지방에 살던 그녀가 서울로 발령받아 오게 되면서 우리는 처음으로 만났다. 개인 운동을 지도하기 전에 미리 만나서 얘기를 나누는 게 나의 방식이다. 당사자의 환경이 어떤지 들어보고, 의지를 알아보기 위해서다. 혹시라도 궁합이 잘 맞지 않는 사람이라면 완곡히 거절하기 위한 장치이기도 하다. 이해를 도우려 궁합이라고 했는데, 달리 말하면 '공감하는 정도'라 하겠다. 궁합이란 부부만 필요한 게 아니다. 가족, 친구, 사제, 동료 등 인간관계 전반에 필요하다. 공감하기 어려운 사람끼리 일을 도모하다 보면 쉽게 지치고 의욕도 떨어진다. 서로 힘들다.

우리가 처음 만난 곳은 추어탕 집이었다. 추어탕 집에서 첫 만남이라니 어쩐지 웃기다. 추어탕이 나쁘다는 말이 아니다. 운동해서 살을 빼겠다는 사람과, 가르치겠다는 사람이 처음 만나는 장소가 추어탕 집이라는 것이 웃기다는 거다. 그래도 삼겹살 집 아닌 게 어딘가. 나는 추어탕을 먹는 그녀를 말없이 살폈다. 사람을 관찰하는 버릇은 작가로서 발현되는 행동이다. 그녀는 밥을 먹을 때, 양손을 다 사용했다. 한 손엔 숟가락, 다른 한 손엔 젓가락을 들고, 나보다 빨리 먹었다. 강연 중에 사람들에게 천천히 먹으라고 강조하면서, 정작 나는 밥을 빨리 먹는다. 웬만하면 나보다 빨리 먹는 사람을 찾기 힘든데, 처음 본 그녀는 나보다 빨리 먹었다.

그녀는 급성 장염으로 한 번, 남편과 해외여행으로 한 번, 그리고 어머니 장례식 때를 제외하고 매주 2회씩 새벽마다 빠지지 않고 열심히 운동을 했다. 꾸준히 새벽 운동을 하는 사람치고 약속을 어기는 사람은 드물다. 일하면서 자식을 키우고 가정을 돌보는 그녀를 보면 대단하다는 생각이 든다. 대부분 사람들은 운동을 미루기 마련인데, 그에 더해 운동까지 꾸준히 하다니 보통 의지가 아니다.

2년 전, 그녀가 기뻐하며 말했다. "앞자리가 두 번 바뀌었어요." 그녀의 말에 따르면 옷 사이즈가 77에서 66으로, 다시 66에서 55로 바뀌었고, 체중도 앞자리가 7에서 5로 바뀌었다고 했다. 축하할 일이었다. 새벽마다 열심히 땀을 흘린 덕분에 얻은 결과다. 나도 같이 기뻐했다.

400회를 맞은 그녀에게 지면을 통해 격려의 말을 전한다.
"축하합니다. 당신은 잘하고 계십니다. 체력은 이미 일반인 수준을 넘어섰습니다. 좀만 더 일찍 시작했다면 운동선수가 됐을지도 모를 정도입니다. 그러나 제가 바라는 건 당신이 선수가 되는 것은 아닙니다. 당신의 목표가 골프 홀인원이나 볼링 스트라이크를 해내는 게 아니라는 걸 잘 알고 있습니다. 당신에게 중요한 건 허리둘레지요. 앞으로도 앞자리 5를 유지합시다. 벌써부터 500회 날이 기다려지네요. 건투를 빕니다."

그녀가 400회 동안 가장 많이 한 운동을 같이 해보자. 공원과 클럽에서 수도 없이 한 동작이다. 해도 해도 힘들지만 성취감이 대단한 운동이다.

* 모르는 척하는 게 좋을 때가 많다. 둘 다 알지만 서로 모르는 척. 그녀의 현재 앞자리 역시 그렇다.

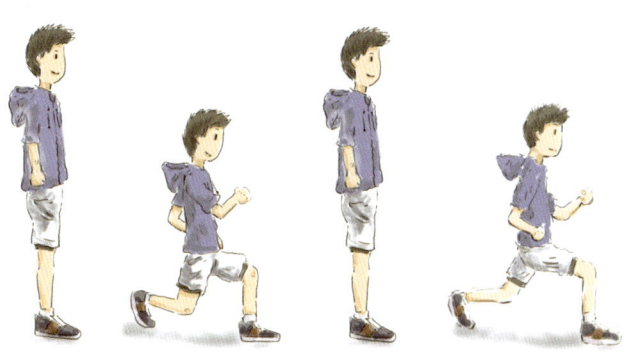

마른 사람을 위한 운동

 TV를 찾아서 보는 편은 아니지만, 그래도 즐겨 보는 프로그램이 있다. 〈썰전〉 〈라디오스타〉 〈무한도전〉 〈그것이 알고 싶다〉… 그리고 뭐가 있을까. 〈신서유기〉도 웃으며 보던 프로그램 중 하나다. 그중 〈라디오스타〉는 네 명의 진행자가 서로 물고 뜯는 설정이 재미를 준다. 그중에서도 김국진 씨와 김구라 씨는 같이 티격태격하면서 웃음을 선사한다. 예를 들면 이런 식이다. "국진이 형 어깨 좀 재 봐. 아동복 입어야 하는 거 아냐?" 구라 씨가 왜소한 체격의 국진 씨를 놀리면 "어라? 네 턱부터 재 보자."라고 받아 친다. 그럼 화면에 구라 씨의 턱과 국진 씨의 어깨를 비교한 그림이 뜬다. 김국진 씨의 마른 몸에 대한 놀림이 지나치다 싶을 때가 여러 번 있었다. 주로 김구라 씨가 그 역할을 맡는데 그때마다 유쾌하게 넘어가는 김국진 씨를 보면서 같이 웃곤 하다가, 문득 그를 가르쳐보고 싶어졌다. '저 사람을 근육질로 만들어주고 싶다.'

이상하게도 내겐 생각만 했던 일들이 현실이 될 때가 많다. 글을 쓰고 싶다 했더니 벌써 세 번째 책을 내게 되었고, 해외에 나가고 싶다 했더니 외국에서 살게 되었고, 강연을 해보고 싶다 했더니 강의 요청이 쇄도했다. 아마도 내가 바라는 일을 마음에만 품고 있지 않고, 밖으로 떠들고 다녔기 때문인 듯하다. 그냥 떠드는 게 아니라 구체적으로 어떻게 하겠다고 주변에 말하고 다니다 보니, 목표에 다가설 수 있게 되었다. 김국진 씨를 가르치는 것 역시 현실이 됐다. 바쁜 스케줄 때문에 방송 관계자도 만나기 어렵다는 그를 일주일에 두 번씩 만나 운동을 가르치게 되었다.

국진 씨를 실제로 만나 운동을 가르치다보니 좋은 사람이라는 생각이 든다. '이래서 안티가 없고 미담이 많구나.' 한편으로는 어떻게 그런 성격으로 연예인을 할 수 있는지 의아하기도 하다. EBS 다큐멘터리 방송에 나오는 산속에서 사는 사람처럼 자연과 더불어 사는 게 어울릴 듯했다. 본인도 그런 말을 했다. "전 산속에서 살아야 할 사람이에요." 대부분 여성은 살 빼는 걸 목표로 운동하는 것에 비해, 남성은 그 반대의 경우가 많다. 비만 스트레스 이상으로 마른 스트레스가 있다. 원래 수컷은 큰 것에 대한 동경이 있다. 고릴라 무리를 봐도 우두머리가 제일 큰 걸 알 수 있다.

마른 사람은 좀처럼 살이 찌지 않는다. 몸을 키우고 싶다면, 근육을 키우는 방법이 최선이다. 열심히 근력 운동을 해야 한다. 근육량이 큰 부위의 운동부터 시작하고, 식사량은 평소보다 더 늘려야 한다. 잘 먹고 제대로 운동하면 천천히 근육이 커지기 시작한다. 많이 먹기만 하면 배만 볼록 나온다. 날렵한 근육을 원하면 기구의 중량을 줄여 여러 번 들고, 덩치를 키우려면 무게를 더 늘려야 한다. 파워 리프터와 마라톤 선수의 몸을 비교해보면 쉽다. 나도 예전엔 마른 사람이었다.

국진 씨와 함께 하는 운동 시간은 즐겁다. 운동을 가르치며 이렇게 많이 웃은 적이 있던가. 그는 천상 개그맨이다. 운동 중에도 틈만 나면 웃긴다. 최근에는 복싱 선수 흉내 내는 모습을 보고 웃음을 참지 못했다. '이번엔 어떤 걸로 웃길까?' 기대하는 중에 오히려 국진 씨의 웃음보가 터졌다. 사건의 경위는 이랬다. 나는 운동을 가르칠 때 학생의 잠재력을 끝까지 끄집어내려고 노력한다. 할 수 있는 횟수를 물어보고 답이 나오면 일단 의견을 존중해 그만큼 하게 한다. 간혹 말한 횟수를 다하고도 힘이 남아 있는 경우가 있다. 그럴 때는 "에이~ 힘이 남았네!"라고 말한다. 그날도 그랬다. "이제 마지막인데 몇 개 더 할 수 있어요?" "어휴, 힘이 다 빠져서 더이상 못하겠네요." 국진 씨가 열 개를 했는데, 여력이 있어 보여 평소처럼 "에이~ 힘이 남았네!"라고 말했다. 그때 내 모습을 보더니 눈물까지 흘리며 웃었다. "그렇게 웃겨요?" "하하하하하하⋯ 정말 웃음이 나서⋯ 하하하하하하하하. 힘 다 빠진 거 맞아요. 간신히 한 거예요." 그 날 이후, 국진 씨는 가끔 내 흉내를 낸다. "에이~ 힘이 남았네!" 그러면 나도 덩달아 웃음이 터진다.

국진 씨와는 서로 일정이 맞지 않아 시간을 맞추기 힘들었다. 각자의 일정을 메모지에 적어가며 운동 시간을 조율할 때였다. "저보다 훨씬 더 바쁘시네요. 그동안 미안했는데 이제 맘 편하네요"라며 구박했다. 규칙적인 운동을 위해 합의한 시간이 밤 열 시였다. 야외 촬영으로 밤을 새우는 일도 허다한 사람이 시간을 일정하게 내기가 쉽지 않은 걸 안다. 하지만 목표가 뚜렷하고 의지가 있다면 방법은 나오기 마련이다.

국진 씨를 만날 때마다 기분 좋은 말을 듣는다. "처음으로 가방에 간식 싸서 다녀요. 2Kg 붙었어요. 얼마 만인지." "근육이 생기는 모양입니다. 힘이 붙었어요." "담배는 꼭 끊겠습니다." "고 선생님 만나서 운동하게 된 건 행운이에요. 안 그랬다면 운동할 일이 없었을 겁니다." 형이라고 부르는 내게 동생으로 편하게 대해도 될 텐데 늘 격식을 갖추는 국진 씨에게 차마 하지 못한 말을 전한다. "저도 형 만나서 행운입니다. 목표를 같이 이뤄요." 두 사람에게 같은 목표가 생겼다. 천천히 가다 서다를 반복하며 조금씩 나아가면 된다. 누구보다 먼저 도착하는 것보다, 바른 목표를 잡는 게 더 중요하다.

국진 씨가 잘하는 운동을 소개한다. 팔굽혀펴기를 강도 높여서 하는 방법이다. 푸시업 바를 준비해도 되고, 튼튼한 의자 두 개를 나란히 두고 해도 된다. 대흉근과 삼각근, 상완 삼두근 단련에 좋은 운동이다.

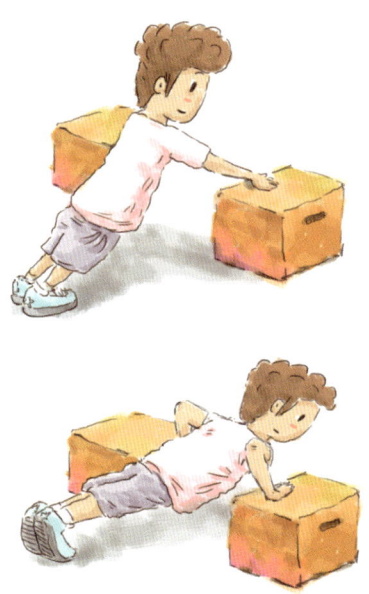

스마트폰 좀비와 거북목

대중교통을 매일 이용하다 보니 사람들 관찰이 취미가 됐다. 사람들 대부분이 스마트폰 좀비다. 미국에서는 '스몸비'라는 신조어가 생겼다. 스마트폰 좀비의 약자다. 사람들이 스마트폰만 들여다봐서 생긴 말이다. 전에는 민망하게 서로 쳐다봐서 본의 아니게 눈싸움을 하곤 했는데, 이젠 눈 한 번 마주치는 사람이 없다. 임산부가 타든, 노인이 타든, 애가 업혀 있든, 목발을 짚은 사람이 있든 대부분 스마트폰에 빠져 알지 못한다. 다들 우물 안 개구리가 아니라 스마트폰 개구리다. 한 뼘도 안 되는 액정을 통해 세상이 어떻게 돌아가는지 파악하느라 코앞의 진짜 세상은 놓치고 만다. 그러다 눈 빠지고 목 빠질까 걱정이다. 아이들

학예회에 가서도 스마트폰 카메라 화면을 통해 아이를 들여다보는 부모를 보면 이해가 잘 안 된다. 가수 싸이 공연을 본 적이 있는데, 소리소리 질러가며 열창을 하던 그가 한 마디 하더라. "콘서트까지 와서 스마트폰으로 보는 겁니까? 다 집어넣으세요."

스마트폰이 막 출시되기 시작할 때의 일이다. 어찌 알고 연락했는지 호주에 사는 아담이라는 사람에게 이메일이 왔다. 그는 호주 태권도 협회를 통해 날 초청하고 싶다고 했다. 소문을 듣고 연락했다며, 호주 국가대표를 비롯한 선수들을 지도해 달라고 했다. 하던 일이 바빠 한두 달 망설였지만 맘은 이미 호주에 가 있었다.

호주 브리즈번 국제공항으로 아담이 배웅을 나왔다. 그는 정말 하얀 백인이었다. 키는 190cm가 넘었고 약간 대머리에 마른 체형이었다. 나이는 감을 잡기 힘들었다. 나중에 알고 보니 나보다 다섯 살이 적었다. 선수들을 지도하는 기간 동안 아담의 집에 머물렀는데 그 집에는 또 다른 키다리가 한 명 더 있었다. 2m에 육박하는 키와 날렵한 근육을 자랑하는 호세는 브라질 사람으로 역시 약간 대머리에 구릿빛 피부를 가졌다. 그는 아담보다 두 살 어렸고 주짓수 선생이었다.

무술 하는 사내 셋이 한 집에 사니, 낭만은 고사하고 땀내가 진동했다. 이 녀석들이 싸우지 않을 때는 여자 얘기할 때와 각자 스마트폰을 들여다볼 때였다. 덩치는 산만한 녀석들이 손바닥만 한 기계를 식탁에서 밥 먹을 때는 물론이고 자기 전까지 하루 종일 손에서 놓지 않는 모습을 보고 이런 생각이 들었다. '모자라도 한참 모자라.'

얼마 전 버스 안에서 스마트폰을 보고 있다가 뭔가 싸한 기분이 들어 주변을 살폈다. 이런… 어린아이를 안은 여성이 바로 옆에 서 있는 게 아닌가. 놀라 자빠질 지경이었다. '나도 그렇구나. 세상을 액정으로 보고 있었구나.' 벌떡 일어나 양보를 하고 미안하다고 했다. "아뇨, 지금 막 탔는데요." 아. 다행이다 싶었다. 스마트폰을 가방 안에 던져버렸다. 점점 스마트폰을 손에서 놓기 어려워진다. 주말 산책할 때 집에 두고 나오는 걸 위안으로 삼는다. 평일 이동할 때는 가방 안 깊숙이 던져두고 안 보기로 다짐한다. 어라, 손이 근질근질하다. 꺼낼까, 말까. 볼까, 말까. 하는 것이라곤 고작 급하지도 않은 문자질에 검색질 아닌가. 자유란 스스로 속박하지 않을 때 가능하다. 스마트폰의 굴레에서 벗어나자. 그만하자.

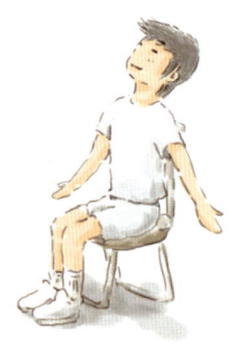

　모자라도 한참 모자란 사람들이 넘치고 넘치기 시작했다. 다 좋다. 스마트폰을 손에서 못 놓겠다면 제발 위의 동작을 하루 한 번이라도 하자. 이 운동은 하늘을 볼 수 있고, 굽은 어깨와 거북목에도 효과가 있고, 허리도 펴지는 등의 장점을 동시에 갖고 있는 동작이다. 동작 하나로 이만한 효과를 볼 수 있다는 사실이 놀랍다. 너무 간단하다고 실망하지 마라. 시도 때도 없이 해도 좋은 동작이니 많이 하길 바란다. 거북목, 굽은 어깨, 허리 통증을 가진 사람이라면 더더욱!!!

골프 비거리 늘리기

골프채를 처음 잡아본 건 아주 오래 전 일이다. 골프를 즐기시는 친구 아버지 따라 칠 기회가 몇 번 있었다. '초심자의 행운'이 그렇듯 신동 났다고 할 정도로 잘 쳤다. 배운 적도 없는데 배운 친구보다 잘 쳤다. 그리고 그렇게 끝났다. 그 뒤로도 계속 기회는 있었지만 일 하느라 바쁘기도 했고, 썩 내키지 않았다.

사람 사귀기에 골프만 한 게 없다고 하는 사람들이 있다. 골프 얘기 빼면 할 얘기가 없는 사람도 있고, 아무리 아파도 골프는 쳐야 한다는 사람도 있다. 나는 골프를 치지 않지만, 골프는 드라이브 비거리가 중요하고 결국 퍼팅 싸움이라는 것과 심리적

안정이 필요하다는 사실 정도는 안다. 최경주 선수가 나와 동갑이고 타이거 우즈가 어떤 스캔들에 휘말렸으며 박세리, 박인비 선수가 LPGA 명예의 전당에 들었거나 요건을 충족했다는 사실도 안다. 현재 지도하는 제자들 대부분이 골프를 배우는데 이들이 골프 얘기를 하면 들어줘야 하고, 골프를 잘 치게 도와줘야 한다는 생각이 들어서 나름 공부도 한다.

내게 운동을 배우는 사람들이 이구동성으로 하는 말이 있다. 드라이브 비거리가 늘었다는 것이다. 골프를 40년째 즐긴다는 70대 회장님, 프로 수준의 유명 연예인, 첫 홀인원을 했다는 서 과장, 작년에 입문했다는 주부까지 말이다. "운동한 뒤로 비거리가 많이 늘었어요."

한 가지 운동으로 비거리가 좋아졌다고 단정하기 어렵지만, 비거리가 늘었다는 사람들이 공통적으로 언급한 운동이 하나 있다. 하체의 힘을 안정시키고, 허리 강화는 물론 좌우 균형 발달에 좋은 운동이다. 골프를 즐기고 비거리 향상을 원한다면 같이 해보기 바란다. 골프를 오래 친 사람일수록 한쪽으로 치우친 전단력과 회전력을 요구받아서 좌우 대칭이 깨질 수 있다. 실제로 이 운동을 시켜 보니 골프 경력이 오래될수록 자세를 바로잡는데 힘이 들었다.

평상시 이 운동은 주로 하체 운동과 병행해서 가르친다. 스쿼트나 런지 이후 바로 하면 기분 좋은 통증을 느낄 수 있다. 맨몸으로 하다가 안정되면 덤벨이나 볼을 양손에 쥐고 하면 된다. 한 가지 명심할 것은 중량을 얼마나 들었고, 몇 번 했는지 보다 올바른 자세가 더 중요하다는 사실이다. 프로 선수도 선생이 필요한 이유가 바로 그거다. 혼자 하면서 자세가 흐트러지는 경우를 많이 봤다. 원 포인트 레슨만 받아도 놀랄만한 변화가 찾아올 것이다. 골프가 영 늘지 않는다면 다른 각도에서 방법을 찾아보기 바란다.

모든 스포츠는 폼이 엉성하면 몸이 망가질 위험에 직면한다. 박찬호의 투구, 호날두의 슈팅, 타이거 우즈의 스윙, 이대훈 선수의 뒤돌려차기를 보라. 폼이 얼마나 아름다운지. 다시 강조한다. 폼이 절반이다. 멋진 폼과 비거리 향상을 동시에 잡는 운동을 함께 해보자.

* 골프 마니아 중에 여기저기 아픈 사람을 많이 본다. 팔꿈치, 허리, 어깨, 무릎… 그럴 때는 휴식이 약이고 치료가 딱이고 재활 운동이 답이다. 평생 즐기려면 내 말 들어라. 잠깐 하다 말 게 아니라면 말이다. 아프다면서 골프채를 휘두르는 사람을 보면 딱 한 단어가 떠오른다. 미련퉁이!

당신 미련퉁이 아니지?

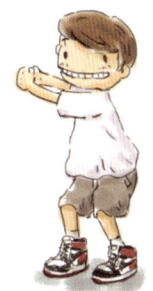 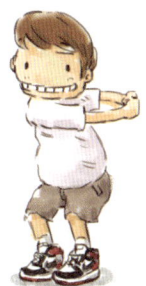 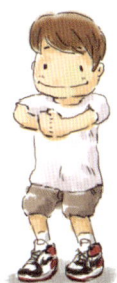

으윽, 에구

 강연 요청이 오면 마다않고 할 때가 있었다. 불러만 주면 달려갔다. 찾아줘서 고마웠고 일이 있어 신이 났다. 하루에 서너 번의 강연을 할 때도 있었다. 기아자동차, 현대자동차, 국세청, 서울메트로, 롯데면세점, 농협, 각 지역 시청 등등 많은 곳에서 초청을 해 왔다. 강연 대상과 인원에 따라 프로그램을 조금씩 다르게 준비했다. 보통 두 시간 정도의 특강을 하는데 이론 한 시간, 실기 한 시간 정도로 분배한다. 이론 시간에는 체력의 종류, 운동의 필요성, 뱃살 빼는 법, 건강하기 위한 습관, 일반 사례 등을 얘기하고 실기 시간에는 부위별 근력 운동, 유연성 운동, 올바른 자세 등을 알려준다.

전사원 교육을 의뢰했던 대기업의 담당자는 최근까지도 나를 "전설입니다."라고 치켜세운다. 또 다른 대기업의 담당자는 대표이사를 포함한 임원 대상의 명사 특강에 초대해주기도 했다.

강연 직전 그 회사의 대표이사와 차 한 잔을 마셨다. "저희 직원들이 그렇게 좋았다며 꼭 들어보시라 해서 다시 모시게 됐습니다. 잘 듣겠습니다." "고맙습니다. 열심히 해보겠습니다." 열린 마음으로 직원의 얘기에 귀 기울이는 대표가 멋있어 보였다. 회사 분위기도 남달랐다. 박수와 꽃다발까지 받으며 강의가 무사히 끝났다. 담당자가 입구까지 따라 나오며, "선생님, 수고하셨습니다. 아주 만족해 하셨습니다."라며 밝게 웃었다. 좋은 직업이다. 박수도 받고 꽃도 받고 인사도 받고 돈도 받는다.

대부분의 회사는 간부가 참석할 경우 정중하게 요청을 해온다. "이번에 상무님이 자리하셔서 좀 살살해주시면 좋겠습니다." "사장님이 오신다는데 움직이는 걸 싫어하셔서…" 걱정을 담아 요청을 해오지만 그건 편견의 한 종류다. 상무, 사장 아니라 회장이라 해도 건강에 좋다는 운동을 마다할 리 없다. 사회적으로 성공한 사람일수록 열린 귀와 부지런한 발을 갖고 있다.

건강을 위한 운동이 남녀를 구분해야 하는 것도 아니고 직급이나 직책에 따라 달리할 것도 아니다. 만보걷기가 사장에게 좋고 사원에게 덜 좋은 게 아니듯이 말이다. 이론 강의는 대상에 따라 변화를 주고 실기 수업 역시 조금씩 차이를 주지만, 몇 가지 운동만큼은 남녀노소 모두에게 적용해서 시킨다. 기능직과 사무직, 대표이사와 사원을 망라하고 수많은 강연 중에 빠지지 않고 시킨 운동이 있다.

"으윽" "에구" 소리가 절로 나지만 이만한 운동이 없다. 이 운동은 선수에게도 자주 시키는 운동이며 나와 함께 운동하는 모든 이들이 꼭 해야만 하는 운동이다. 대기업 대표이사도 했고 80대 노인도 했고 자칭 저질 체력이라는 '그녀'들도 했고 국가대표를 역임한 제자들도 한 운동이다. 누구라도 겪는 '으윽'과 '에구'의 하모니를 경험하기 바란다. 비명이 나올 정도로 힘든 만큼 효과가 큰 운동이며, 뻔한 하체 운동이 지겨운 사람에게 새로운 동기부여가 될 운동이기도 하다. 이 글을 쓰니 당장 일어나 하고 싶어진다.

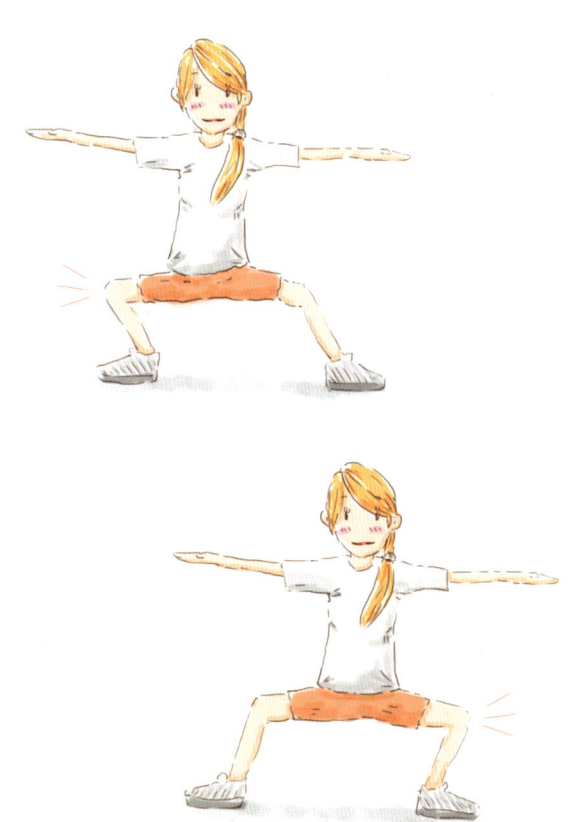

하늘로 솟은 엉덩이 **179**

껍데기보다 알맹이

코스타리카를 거쳐 미국으로 이민 간 친구 종헌이에게 새로운 취미가 생겼다. 블로그를 통해 내가 사는 모습을 보는 게 재미있나 보다. 최근엔 전화나 문자 대신 블로그 댓글로 안부를 전하기도 한다. 한국이 싫다며 지상 낙원이라는 코스타리카로 이민을 간 그는, 살다보니 코스타리카가 지겹다며 미국으로 옮겨 한국을 그리며 살고 있다. "아무리 좋은 곳이라도 머물면 생활이야"라는 말에 느낌표를 찍을 수 있게 됐다. 그렇다. 돌아갈 곳이 있어야 여행이다. 그 어떤 지상 낙원이라도 머물면 생활이 된다. 특히 한국인은 모든 장소를 처절한 삶의 현장으로 바꾸는 능력이 있다.

종헌이에게 자주 듣는 말이 있다. "너 많이 변했어." 예전에 비해 성질이 많이 죽었다는 말이다. 여기서 '예전'이란 상황에 따라 30년 전도 되고 1년 전도 되지만 아마도 함께 자주 어울리던 '10대 후반부터 20대 후반까지'를 말하는 모양이다. 아무튼 예전에 비해 성질이 많이 죽은 건 사실이다. 나이가 들수록 성질은 꼭 죽여야 한다. 성질 괴팍한 노인이 고울 리 없다. '밥 사는 할배'를 인생 목표로 삼는 인간이 밥 사며 성질내는 건 이상하지 않은가. 명상을 하고 산책을 하고 기도를 하며 늘 마음의 평화를 바란다. 마음 편한 게 최고인데 그게 참 어렵다. 성질이 다 죽을 때쯤 진정한 평화가 찾아오지 않을까 싶다.

오래 전 일 때문에 브라질에 다녀온 적이 있다. 그곳 교민들이 다들 잘사는 듯해 왠지 뿌듯한 마음이 들었다. 그런데 교민 중 한 사람이 한 말이 지금도 기억에 남는다. 다들 성공해서 수영장 딸린 저택에 사는데, 정작 수영장을 이용하는 건 현지 정원사랑 집사라는 것이다. 새벽에 나가서 밤늦게까지 일만 하는 스스로를 냉소적으로 표현한 말이었다.

우린 행복을 찾아 떠돈다. 지금 행복하지 않으면 나중에도 행복하기 힘들다. 한국인은 비교하는 걸 좋아한다. 친구들 중에 부자가 된 친구가 제법 있다. 강남 한복판의 빌딩을 인수한 친구도 있고, 연매출 천억 원을 달성한 친구도 있다. 몇 년 전까지 그 친구들과 어울리곤 했는데, 어쩌다 만날 때마다 쫓기는 것 같은 그들을 보며 거리가 생겼다. 약속 시간을 밥 먹듯 변경하는 모습에서 떠날 때가 되었다는 걸 느꼈다. 그들이 날 찾을 때, 곯아 떨어져 자던 새벽에도 일어나 나갔고 밥 한 끼 나누려 시간을 쪼개 다녀오기도 했다. 난 선약이 우선이고 그들은 거래처의 누군가가 우선이었다. 가치관이 다르고 우선순위가 달랐다. 갑자기 부른다는 그들이 누군지 아직도 모르지만, 그들 뒤에는 일 년 내내 갑자기 불러내는 그 누군가가 있었다. 다름은 틀림이 아니다. 누가 옳은지는 따질 수 없다. 다름을 인정하고 떠나면 된다.

그들은 그들보다 더 부자인 사람들과 자신을 비교하며 '성공'이라는 언덕을 오르기 시작했다. 만날 때마다 한숨을 쉬며 쉬고 싶다는 그들을 보며 언덕에서 그만 내려오라고 했더니 추락하는 게 무섭다고 했다. 생각보다 언덕은 낮아서 떨어져도 크게 다치지 않으니 걱정 말라고 했지만, 만날 때마다 서로 같은 말만 되풀이될 뿐이었다.

언덕을 오르면 또 다른 언덕이 기다리고 있고 다음에는 커다란 산이 있다. 등반가나 셰르파가 아닌 이상 평지가 숨쉬기에 한결 편하다. 추락하는 것은 날개가 없다고 했던가. 높이 오를수록 추락의 여파가 크다. 이륙하는 것보다 착륙을 잘해야 한다. 비행기가 아무리 높이 날아도 결국 내려와야 한다. 내려오길 거부하면 연료가 떨어지고 추락하는 일만 남는다.

한때 껍데기에 치중했던 시절을 고백한다. 가슴에는 주먹보다 큰 D&G 마크가 새겨진 쫄쫄이 티셔츠에 벨트는 루이비통인지 루이비'똥'인지를 차고 버클이 잘 보이게 하려고 티셔츠 가운데를 안쪽으로 쑤셔 넣으며 다녔다. 정장은 아르마니, 구두는 구찌로 갖추고 하얏트 호텔 로비에서 만 원 넘는 커피를 시켜 마시곤 했다. 정말 허세에 '똥폼'은 다 잡고 다녔다. 명품과 나를 동일시하며 살던 시절이었는데 그때를 생각할 때마다 얼굴이 발개진다. 쥐구멍에 숨고 싶지만 그것도 나를 이룬 역사라 부정하지 않겠다. 당시 수입이 많지 않았음에도 부잣집 자제들과 어울리며 기죽지 않으려 했던 치기였다.

껍데기가 아닌 알맹이에 충실하기로 한 뒤 자연스럽게 변해가고 있다. 부자를 만나 기죽을 일도 없고, 잘 봐달라며 손을 비빌 일도 없다. 선택의 문제다. 맘 편히 살기로 결심한 순간 타인의 눈치를 보던 비굴함이 사라졌다. 비굴함이 사라지니 자존감이 높아지고 그 누구 앞에서도 주눅 들지 않는다. 대기업 대표이사 앞에서도, 건물이 몇 채라는 부자 앞에서도, 이름만 대면 다 아는 유명인 앞에서도 당당할 수 있다. 아버지가 늘 겸손하라 하셨지만 너무 겸손한 아버지는 언제나 머리를 조아리셨다. 난 그렇게 살고 싶지 않다. 잘난 척이 아니라 '잘' 살고 싶다. 한 번 뿐인 인생 아닌가.

우리는 근육을 뽐내고 몸매를 자랑하는 SNS 시대에 살고 있다. 너무 부러워 마라. 남 보여주려 몸 만들다가 골병 든 사람 여럿 봤다. 몸 자랑하는 사람에게 정곡을 찌르며 묻는다. "어깨는 괜찮은가요? 무릎은요?" "사실 제가 어깨 수술을 했어요. 어떻게 아셨어요?" 강연하며 자주 겪는 상황이다. 타인에게 보여주기 위한 몸만들기에 심하게 집착하지 마라. 명품 옷을 입고 뽐내는 것과 별반 다르지 않다. 이제 남을 위해 사는 건 그만하자. 살날이 얼마나 된다고 타인과 비교하고 사나.

이번에 소개할 것은 자기 자신을 위한 운동 3종 세트다. 서서 하는 코어 운동으로 복근, 복사근, 척추기립근 세 가지를 골고루 자극한다. 보여주기 위한 몸을 만드는 운동이 아니라 스스로 건강해지기 위한 운동이다. 초보자부터 숙련자까지 모두 함께 할 수 있다.

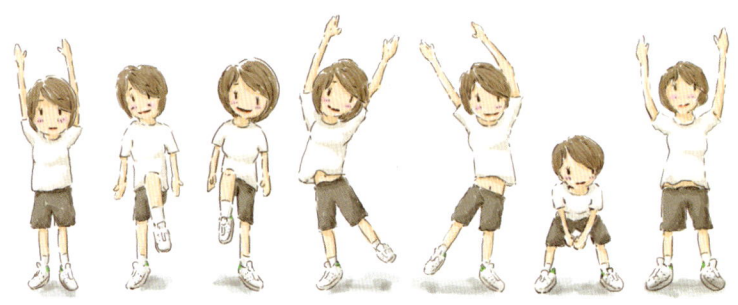

똥인지 짐인지

필요 이상 먹고 남은 건
다 똥이다

필요 이상 사고 남은 건
다 짐이다

똥인지 짐인지
자꾸 쌓여만 가는구나

언제쯤 비워질까

1일 1똥

건강한 장이 재산이다. 어릴 적부터 1일 1똥을 해왔다. 그 어릴 적이 언제부터인지 정확한 기억은 없다. 신이 공평하다고 믿기 시작한 이후 사람마다 부족한 면이 다양하게 있다는 사실을 알게 됐다. 내게 부족한 것 중에 하나가 바로 기억력이다. 기억력은 때로 잔인하며 이기적이다. 같은 일을 저마다의 기억법으로 셈하기 때문이다. "내가?" 이런 말을 숱하게 내뱉으며 터득한 사실이다. 그나마 제대로 된 기억이라는 건 타인과 공유하지 않는 기억이다. 일테면 1일 1똥 같은 경우를 말한다. 한 주간 똥을 얼마나 쌌는지 비교적 객관적이고 올바르게 기억한다. 대부분 그럴 것이다. 만약 어제 똥을 몇 번 쌌는지조차 기억하지 못한다면 당장 병원에 가보길 권한다.

1일 1똥의 시간은 대략 새벽에 일어나 물 한 잔을 한 뒤다. 물 한 잔을 마시고 5, 4, 3, 2, 1을 세면 바로 신호가 온다. 그리고 나서 샤워 후에 아침 식사를 한다. 아침형 인간인 셈이다. 아침형 인간의 장점을 줄줄이 거론하는 사람들에게 미안한 말이지만 아침형 인간은 고작 일찍 잠자리에 들고 일찍 일어날 뿐이다. 사람마다 각각의 특성이 있고 잘 맞는 옷이 있다. 아침형 인간, 저녁형 인간으로 나누는 건 어찌 보면 뭔가를 만들어내기 좋아하는 사람들의 말장난이다. 운동 시간이 언제 좋은지 묻는 것도 전작 『몸부터 챙겨야 할 시간』에서 언급한 적이 있다. 운동하기 좋은 시간은 자신에게 편한 시간이다. 고혈압과 당뇨같이 지병을 앓고 있다면 좀 더 예민할 필요가 있지만 일반적인 경우는 꾸준히 할 수 있는 시간이 좋다.

1일 1똥을 넘어서 특별한 경우 1일 2똥을 한다. 과식을 했거나 커피를 많이 마신 경우가 대표적이다. 아주 예외적으로 1일 3똥의 경우가 있다. 이 경우는 가뭄에 콩 나듯한데, 가뭄에 콩이 얼마 전에 났다. 지난 주말이었다. 1일 3똥 이후 어디선가 이런 말이 들려왔다.

"똥만 싸"

똥만 싸 똥만 싸 똥만 싸 똥만 싸 똥만 싸

1일 1똥을 못하고 3일 1똥을 하는 생명체가 1일 3똥을 하는 모습에 놀란 나머지 입을 열었다. 충격적인 말이었지만 잠시 후 정신을 추슬렀다. '설마 내가 똥만 싸겠니. 일도 하고 책도 보고 글도 쓰고……'라고 말하고 싶었지만 침묵을 택했다. 구차하기도 하고 1일 3똥이 조금 창피하기도 했기 때문이다. 더불어 앞으로는 몰래 조심히 싸야겠다는 다짐도 했다. 배탈이 난 것도 아닌데 1일 3똥은 좀 심했다…는 생각이 잠깐 들었다.

세상의 '1일 1똥'들에게 외친다. 똥 잘 싸는 건 축복이다. 잘못이 아니다. 때로 2똥, 3똥이 될지언정 배 안에 며칠씩 묵혀 놓고 있는 것보다 훨씬 경제적이다. 자동차도 무거우면 연비가 나빠지지 않나.

혹시 1일 1똥을 경험하고 싶다면, 물을 자주 마시고, 많이 걷고, 규칙적이고 균형 잡힌 식사를 할 것을 권한다. 다 안다고? 그대가 모르는 건 나도 모른다. 다 아는 걸 실천할 뿐이다.

그럼 이만 똥만 싸는 존재는 독서의 세계로 들어간다. 요즘 『포옹 혹은 라이스에는 소금을』이라는 에쿠니 가오리의 소설을 읽고 있다.

남은 주말 즐겁고 행복하게 '굿 똥'하기를 바라며 이만 총총.

부채질

 오늘 날씨는 싱가포르 혹은 오키나와 같은 날씨다. 호주 브리즈번의 여름 날씨와도 비슷하다. 체감 온도 40도 정도 되는 것 같다. 다른 점이 있다면 실내 온도다. 우리나라는 일반용 전기요금에 누진세가 붙는다. 이상한 일이다. 전기를 쓰는데 벌금처럼 누진세가 붙다니. 아껴야 잘 산다지만 서민만 아껴야 한다는 발상이 우습다. 산업용 전기에는 특혜를 주고 보통 사람들에겐 누진세를 요구한다. 기업엔 적극재정, 서민에겐 긴축재정이다. 순진한 사람들은 순순히 지시에 따르며 부강한 국가가 되기만을 기원한다.

 더운 나라에 가도 버틸만했던 건 실내에 들어가면 등골이 서

늘할 정도로 시원한 덕분이었다. 호주에서 함께 살던 집주인 아담은 24시간 내내 에어컨을 틀었고, 싱가포르의 실내 공간은 어딜 가나 추웠다. 무덥지만 견딜만하고, 배고프지만 참을만한 건 희망이 함께하기 때문이다. 어딘가 기댈 데가 있고 좀만 기다리면 된다는 생각!!! 힘들지만 버틸 수 있는 이유다.

집에서 나오자마자 이미 옷은 젖었다. 빨리 지하철을 타려고 서둘렀다. 지하철 역사가 오늘따라 덥다. 다들 부채질하기 바쁘다. 사람들의 목덜미가 땀에 젖었다. 땀 냄새가 더위와 포개지면 괴로움이 가중된다. 사람 몸에서는 여러 냄새가 난다. 땀내, 암내, 담배 냄새, 음식 냄새… 나이 먹으면 노인 냄새도 난다. 향기 나는 노인이 되고 싶다. 향수 뿌려서 될 일이 아니다. 지하철이 들어왔다. 마침 자리가 나서 앉았다. 얼마 안 가면 되기에 백팩을 벗지 않고 살짝 걸쳐 앉았다. 오래된 1호선이라 그런지 실내 공기가 탁하고 시원하지 않다. 마침 바람이 분다.

어라? 어디서 부는 바람이지?

옆에 앉은 할머니가 –내겐 어머니 연배지만 통상적으로– 손에 든 부채로 내게 바람을 보낸다. 부채질을 해주는 거다. 잠시 잘못 본 줄 알았다. 잘 본 게 맞다. 손수건으로 땀을 닦는 모습을 보시더니 그때부터 부채질을 해주셨다. 이런 일은 난생처음이다. 뭐든지 처음 마주하는 일이 생기면 걸음마하는 아이와 같아진다. 당황스럽다. "괜찮습니다. 고맙습니다." "덥죠? 땀이 많이 나요." 그때부터 두 사람의 대화가 이어졌다. 할머니는 5남매를 대학까지 다 보내고 손주 열을 두셨다. 하나는 안성에서 크게 식당을 하고, 또 하나는 영국에 살고… 건설 일을 하고… 치과에 다닌다-치과 의사인지 아닌지는 모르겠다-. 영국 사는 딸은 셋째를 갖고 싶다고 해서 그만 낳으라 했더니, 엄마는 5남매나 낳고 무슨 소리냐며 타박을 하고 할아버지는 요즘 서예를 하신다. 할머니는 전에 양장점을 크게 하시다가 지금은 세를 받아 사신다.

목적지는 종로 5가 보령약국이라고 하셨다. 약값이 싸다며 주로 파스를 사러 다니신다는데 허리며 무릎, 이젠 발목까지 파스 없이는 못 산다며 수술을 몇 번이나 하셨다는 얘기까지 나왔다. 동네 약국의 절반 값이고 지하철 요금도 공짜라서 한 시간 거리를 마다않고 다니시는 모양이다. 참 대단한 분이다. 자식 다섯을

다 출가시키고 팔순의 연세-정확히 78세-에 홀로 다니시는 모습을 보며 많은 생각이 들었다. 젊은 사람이 -젊음의 기준은 상대적이므로- 땀을 흘린다며 부채질까지 해주는 노인이 어디 흔할까. 여기저기 붙인 파스를 보여주시며 자랑을 하신다. 아프다고 자랑하는 건 흔히 본 일이다. 강연을 마치면 아픈 곳을 부여잡고 달려 나오는 사람들을 이미 많이 봤다.

주머니를 만지작거린다. 주머니 안의 지갑을 만지작거린다. 동네에서 열 개 묶음 파스가 15,000원인데 종로 5가 약국에선 8,000원이라고 들었다. 만 원짜리 한 장이 있었다. 드리고 싶었다. 결정 장애자!! 또 시작이다. 결국 드리지 못했다. 돈이 아까워서가 아니라 할머니 입장에서 생각해서 내린 결정이다. 할머니께서 양장점 하던 건물의 주인이며 세를 받아서 잘 사신다고 했기 때문만은 아니다. 할머니의 부채질과 인생 얘기가 만 원짜리가 아니었기 때문이다. 대화를 하는 내내 내게 부채질을 해주셨다. 이런 기분 오랜만이다. 어릴 적 할머니 품에서 낮잠을 자던 기억이 떠오른다. 먼저 내리시는 할머니와 인사를 했다. "건강하세요."

받은 만큼 나누면 된다. 부채질이 아니라도 더운 세상을 시원하게 할 몫을 다하자. 만나는 사람들에게 최선을……. 오늘의 결론이다. 이만 총총.

디톡스 주스

"디톡스 시작했어."

몇 주 전부터 아내가 각종 채소와 과일을 섞어 '디톡스 주스'를 만들기 시작했다. 집 근처 도서관에서 하루가 멀다 하고 각종 디톡스에 관련한 책을 빌려와서 복사도 하고 레시피도 적어가며 만드는데 그 정성이 눈물겹다. 심지어 월, 화, 수, 목, 금까지 매일 재료를 달리하며 "같이 먹자. 이참에 디톡스 해봐"라며 날 꼬드기기까지 했다. "아니 일단 혼자 잘 챙겨 먹어. 잘 해봐." "응. 세 끼 다 디톡스 주스만 먹을 거야." 하루가 지났다. "두 끼만 먹어야겠어." 다시 하루가 지났다. "한 끼만 할까? 배고파서 안되겠어. 이번 주말에 먹을 거 적어 놨어. 맛있는 거 많이 먹을 거야." 그렇게 몇 주가 흐르고 최근까지도 디톡스 주스를 마신다. 밥도 먹고 빵도 먹고 고기도 먹고 간식도 먹고 '디톡스 주스'까지 마신다. 참다못해 한마디 했다.

 "야~~~ 이게 무슨 디톡스냐. 돼톡스다. 돼톡스!"

* *오늘부로 '돼톡스'의 저작권을 주장한다. 탕탕탕! 아님 말고.

하필이면

소변을 보고 손을 씻지 않는 사람은 싫다
똥을 싸고 손을 씻지 않는 사람은 더 싫다

근데 왜 하필이면 너냐
식당 주방으로 들어가는 너냐고
혹시 주방장이니?

말해줘
주방에 가서 씻는 거지
'뽀득뽀득' 전용 비누가 있는 거지

자주 갔던 거 아니 모르니
맛있다고 했던 거 아니 모르니

슬픈 저녁이야

만나면 즐거운 사람

　오늘 아침 일곱 시에 약속이 있어서 나왔다. 언제 만나도 즐거운 사람과의 약속이다. 만나면 즐거운 사람들이 있다. 말하기보다 듣기를 좋아하고 남 흉을 보지 않는다는 공통점을 가진 사람들이다. 아무리 노력해도 잘 되지 않는 걸 아무렇지 않게 해내는 사람들이 부럽다. 오전에 만난 사람도 그렇다. 귀를 쫑긋거리며 듣고 갔다. 헤어지는 길에 "잠시만요"하더니 근처 빵집에서 빵 몇 개를 사준다. "글 쓰시면서 드세요." 잘 듣고 남 흉을 보지 않고 빵까지 사준다. 만나는 게 즐겁다.

　나도 그런 적이 있었다. 밥을 사고 친구들과 헤어지며 가족들과 먹으라고 빵집에서 인심을 쓰던 때가 있었다. 지금보다 어려웠던 때가 분명한데 어디서 그런 인심이 나왔을까.

"선생님, 돈 많이 벌어야 해요. 돈 많이 벌어야 봉사도 하고 살죠." 돈 많이 버는 방법을 알려준다는 최 사장이다. 집이 몇 채, 상가가 몇 개, 주식과 예금이 얼마라고 자랑하는 그 양반이 늘 하는 얘기는 돈 얘기다. 그 양반이 돈을 얼마나 더 벌어야 봉사를 시작할까 궁금하다. 사람 고쳐 쓰는 게 아니라는 말처럼 사람은 웬만해서 바뀌기 힘들다. 부자 친구는 늘 부자고 가난한 친구는 늘 가난하다. 돈이 있든 없든 마음 씀씀이가 그렇다.

꿈 중에 '밥 사는 할배'가 있다. 밥 사는 아이였으니 밥 사는 할배가 되겠지! 인색하지 말아야겠다.

올림픽 꿈나무의 놀라운 순발력

 태권도란 종목 특성상 다양한 체력이 요구되지만, 그중에 꼭 필요한 건 민첩성과 순발력이다. 민첩성이 신체를 신속히 조작하는 능력이라면, 순발력은 순간적으로 강한 힘을 발휘하는 능력이다. 여러 종목의 운동선수를 테스트한 결과 이 두 가지 부분에서 태권도 선수가 으뜸이었다. 그만큼 태권도 선수는 빠르고 강하다.

 나는 20여 년간 수많은 제자를 발굴하고 키웠다. 세계대회, 국가대표 선발전, 전국체전 등 규모가 큰 대회에서 입상한 제자도 많다. 어느 날, 돌려차기를 10초에 30개는 족히 할 만한 꿈나무를 발견했다. 우사인 볼트가 그리 빠를까. 정확한 상황 판단과 기민한 움직임은 인터넷에 자주 등장하는 '역대급'이라는 표현이 어울린다. 역대급 스피드! 역시 세상은 넓고 무시무시한 재능을 가진 사람이 많다. 가만 보자. 꿈나무로 발탁하기엔… 그토록 놀라운 순발력을 보여준 꿈나무는 바로 아줌마였다.

아줌마를 만난 곳은 지하철 1호선이었다. 내가 탄 열차가 종각역에 멈췄다. 그 아줌마는, 사람들이 내리기도 전에 다부진 힘으로 밀치며 들어왔다. 사람들은 인상을 썼고, 여학생 한 명은 내리려다 그녀의 탄탄한 어깨에 밀려 다시 안으로 들어왔다. 그녀는 전철에 발을 들임과 동시에 좌우를 살피더니, 중앙에 딱 하나 남은 빈 좌석으로 가방을 집어 던졌다. 던진 가방이 자리에 도착하기도 전에 그녀의 두툼한 좌측 둔부가 먼저 자리를 잡았다. 빈 자리 바로 앞에 서 있다가 앉으려던 직장인 하나가 당황하며 입을 벌렸다. 양옆에 앉아 있던 쩍벌남과 뚱뚱이도 그녀의 기세에 움츠러들었다. 쩍벌남은 공손해지고 뚱뚱이는 오징어가 되었다. 기세등등한 그녀의 동작은 빠르고 정확했다. 죽어도 앉고야 말겠다는 '생즉사, 사즉생'의 각오인가. 태권도 선수가 갖춰야 할 요건을 모두 가지고 있었다. 그녀를 미리 알았다면 전국

체전을 휩쓰는 것은 물론, 최고령 올림픽 메달리스트로 키울 수 있었을 것이다.

얼마 전 경기도 남양주시 화도라는 지역에서 강연했다. 주부가 200명 가까이 모인 곳이었다. 교육 담당자가 말했다. "지난 2주간 반응이 좋지 않았어요. 참고하세요." 간혹 그럴 때가 있다고 한다. 이름값을 믿고 강사로 초대했는데, 기대에 못 미치는 경우다. 나는 조심스럽게 강연을 시작했다. 결론부터 말하자면 흑흑 울기도 하고 깔깔 웃기도 하다 끝이 났다. 최근 8주의 강연 중 참가자의 반응이 제일 좋았다며, 담당자가 엄지손가락을 치켜들었다.

내가 유명 강사들에게 기죽지 않고 강단에서 잘 버틸 수 있는 비결은, 바로 사람 냄새 풀풀 풍기며 잘 울고 웃는 사람들 덕분이다. 특히 주부들이 모인 곳이라면 더욱 안심이다. 아줌마 열에 아홉은 고개를 끄덕이며 잘 웃는다. 강연 내내 웃고 박수를 보내며 별 슬픈 얘기가 아니어도 막 울어준다. 때로는 나까지 울릴 때도 있다.

우리나라 아줌마는 잘 웃고 잘 울며 부지런하고 민첩하다. 간혹 '아줌마들 때문에…'라고 폄하하는 사람들이 있다. 나도 그런 적이 있었다. 아줌마들은 드세고, 말 많고, 우기기 좋아한다고 생각했다. 그런데 살다 보니 드세고, 말 많고, 우기는 것으로는 아저씨가 한 수 위다. 어쩌면 성별의 문제가 아니라, '그런 성향의 사람이 있는 건 아닐까'란 생각이 든다.

아래는 꿈나무 아줌마가 자랑하는 민첩성과 순발력을 높이는 운동이다. 지하철 빈 좌석에 절실히 앉고 싶은 사람이라면 꼭 따라 하기 바란다.

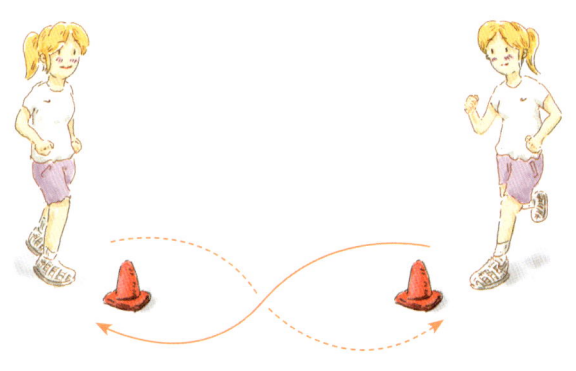

잠깐

제대로 숨 쉰 적이 있나요? 명상을 하시나요?

우선 바른 자세로 허리를 펴고 앉아 어깨에 힘을 빼고 호흡에 집중합니다. 벨트를 살짝 풀어도 좋습니다. 손은 가볍게 허벅지 위에 올립니다. 손바닥은 위를 향하게 합니다. 편하게 누워서 해도 됩니다. 온몸에 긴장을 풀고 누워 다리는 살짝 벌립니다. 손바닥은 위를 향하게 둡니다. 여기까지 되셨나요?

이제부터 시작입니다.
코로 숨을 깊게 4초간 들이마십니다. 들이마신 호흡이 뇌를 거쳐 등줄기를 타고 쭉 내려가서 발뒤꿈치까지 가게 합니다. 다시 발뒤꿈치에 있던 호흡을 앞 발가락으로 옮긴 후, 위로 보냅니다. 잠시 호흡을 배꼽 아래 단전에 7초간 멈춘 뒤, 입을 작게 모아 천천히 배와 가슴을 거쳐 끝까지 8초간 내쉽니다. 호흡이 온몸을 한 바퀴 돌게 합니다.

요약하면, 코로 4초간 깊게 들이 마시고 단전에 7초간 모았다가 입으로 8초간 길게 내쉬는 겁니다.

호흡에 작은 눈이 달렸다고 생각하며 내 몸 구석구석을 살피면 더 좋습니다. 아프고 약해진 곳을 어루만지면서요. 몸이 둥둥 허공에 뜬다고 상상하거나 휴양지 어딘가에 있다고 생각해보세요.

이 호흡을 수차례 반복합니다. 마음에 드는 음악을 틀고 볼륨을 조절하세요. 아로마 향이 있다면 효과가 더 좋습니다. 라벤더나 레몬그라스가 적당하겠네요. 음악과 아로마가 준비되어 있지 않아도 괜찮습니다. 상상 속에서 얼마든지 가능하니까요. 곧 잠이 들지도 모릅니다. 이 호흡은 숙면에도 도움이 되거든요. 저

역시 잠을 뒤척일 때 하곤 하는데 효과가 상당합니다.

 눈을 감고 지금 당장 실천해보세요. 숨만 제대로 쉬어도 휴식이 되고, 설핏 조는 것만큼 좋은 명상도 없습니다. 하루 5분의 명상은 인생을 보다 풍요롭게 해줄 것입니다.

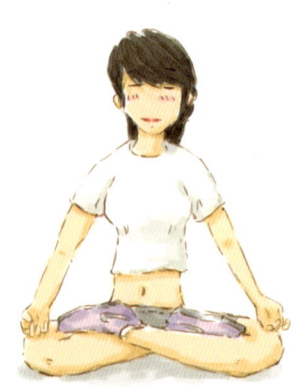

글을 계속 쓰는 이유

유시민의 『글쓰기 특강』 김연수의 『소설가의 일』 무라카미 하루키의 『직업으로서의 소설가』 강원국의 『대통령의 글쓰기』를 읽었다. 조금이라도 도움이 될까 해서 읽은 이 책들은 제목처럼 글쓰는 일과 관계된 책이다. 책을 읽는다는 건 누군가의 생각을 들여다볼 수 있는 기회다. 공감대가 비슷한 작가의 책을 읽는 것은 기분 좋은 일이다. 그렇다고 해서 선호하는 작가의 모든 작품이 다 맘에 드는 것은 아니다.

창작은 어렵지만 비평은 쉽다. 가급적 비평을 하지 않는 이유다. 선호하는 작가가 쓴 맘에 꼭 드는 작품을 만나면 기분이 마구 좋아지며, 나도 그처럼 쓰고 싶어진다.

나는 근력을 강조하는 직업을 갖고 있다. 주로 운동을 가르치고, 불러주는 곳이 있으면 찾아가 강연을 한다. 몇 년간은 강연 다니느라 다른 일을 못했다. 강연에 참석했던 분들의 메일이 이어졌다. "고맙습니다. 혹시 알려주신 내용을 다시 볼 수 없을까요?" 주로 이런 내용이었다. 사람들과의 연결 고리가 필요했다. 블로그를 하라는 주변의 충고를 미루고 미루다 시작하게 된 건 템플스테이에서 우연히 알게 된 현우 덕분이다. 무슨 일이든 단초가 된 사람이 참 중요하다.

블로그 방문자가 꽤 많아졌다. 총 방문자 수가 백만 명을 넘었다. 내 블로그에서 가장 인기 있는 카테고리는 책 후기 코너다. 블로그에는 운동 영상과 함께 소소한 이야기를 올리기 시작했는데, 가끔 책을 읽고 난 뒤 후기도 남겼다. 서평을 올리기 시작하며 전세가 역전됐다. 서평을 보기 위해 블로그를 찾는 사람들이 더 많아진 것이다. 포털 사이트에서 책 제목을 검색해보면 내가 블로그에 올린 후기가 첫페이지에 자리하고 있는 경우가 많았다. 파워블로거인 후배가 말하길 블로그 지수가 높아져서 그렇다고 한다. 운동 영상을 촬영하고 사진을 찍고 글까지 쓰려면 정성을 쏟아야 한다. 아무튼 공을 들여 글을 쓴 보람이 있다. 개인적으로 아끼는 코너는 '끄적끄적'이다. 제자의 의견을 반영해서 만든 공간인데 이곳에서만큼은 하고 싶은 말을 가감 없이 한다. 운동 선생에서 벗어나 여행 작가의 꿈을 키우는 곳이기도 하다.

 이미 책 두 권을 내고, 다시 또 글을 쓰는 이유는 간단하다. 좋아서다. 글 쓰는 게 좋다. 글을 쓰다 보니 운 좋게 책도 냈고 꿈도 갖게 됐다. 작가로 살고 싶다. 여행 작가 혹은 에세이 작가. 소설가는 언감생심이지만 사람 일이라는 게 어떻게 될지 모르는 일이라 '쓰고 또 쓰다 보면 언젠가 잘 쓸 날이 있지 않겠나' 하는 희망을 건다. 많이 읽고 자주 쓰면 좋아질 거라는 믿음이 있다. 영어책을 여러 권 출판한 삼촌의 신간 머리말을 읽으며 웃음이 나왔다. 영어를 잘하는 방법에 대한 얘기였는데, 영어라는 단어 대신 운동이나 글쓰기라는 단어를 대입시켜도 전혀 어색하지 않았다. 꾸준하게 반복하고 연습하라는 말이 똑같다. 요행은 없다는 말이다.

 글을 잘 쓰는 방법은 꾸준히 자주 쓰는 것이다. 그런다고 다 작가가 되는 건 아니겠지만 분명 나아지는 건 틀림없다. 운동도 똑같다. 다 선수가 될 순 없으나 운동을 꾸준히 하면 누구나 체력은 좋아진다. 작가가 되고 선수가 되는 건 누군가의 꿈이다. 꿈이 있다는 건 참 좋은 일이다. 꿈이 없다는 건 갈 곳이 없다는 거다. 바다에서 표류하는 거와 같다. 어니스트 헤밍웨이의 『노인과 바다』를 보라. 노인이 망망대해에서 버틸 수 있던 건 청새치를 향한 꿈 덕분이다.

꿈꾸기 시작한 지 얼마 되지 않았다. 좌절을 맛본다. 필력이 한두 달 닭 가슴살 먹으며 덤벨을 든다고 생기지 않는 탓이다. 따지고 보면 살 빼는 것만큼 쉬운 일이 어디 있고 근육 만드는 것만큼 간단한 일이 또 있으랴. 몸은 먹고 움직인 대로 반응한다. 덧셈의 논리다. 빵+잠=살, 고기+운동=근육이 되는 게 몸이다. 근육을 더할지 살을 더할지는 각자의 몫이다.

글을 끄적이기 시작한 후 거장의 작품을 접할 때마다 놀라고 좌절한다. 위안이 되는 건 내 글은 나만 쓸 수 있다는 믿음이다. 한강도 유시민도 요시모토 바나나도 나처럼 쓸 수는 없다. 작품성을 말하는 게 아니다. 유일함을 논하는 거다. 신영복 선생의 담론을 읽고 고개를 숙이며 좌절하고 있을 때 제자가 어깨를 두드려 주며 해 준 말이 있다. "신영복은 신영복대로, 선생님은 선생님대로."

 여러분도 꿈이 있을 것이다. 꿈이 없다면 이제부터 꾸면 된다. 꿈 꿀 권리는 누구에게나 공평하게 주어진다. 환경 탓하지 말자. 출발선이 다름을 인정해라. 인생은 스포츠 경기가 아니다. 내가 유일한 글을 쓰듯 여러분도 유일한 존재다. 유일무이한 존재가 남 따라 해서 되겠나. 남들 다 한다고 덩달아 어울리지 마라. 운동 등록하고 1년 내내 술 마시고 회식하고 노래방 가고 야근이라며 안 나오는 사람이 있다. 그가 주로 하는 말은 '할 수 없이'라는 말이다. 여러 사람을 가르치고 경험해보니 같은 조건에서 저마다 다른 얘기를 한다. 한 사람은 방법을 찾고 다른 한 사람은 핑계를 댄다. 누군가 '할 수 없이'라 말할 때 용기를 내며 '할 수 있다'라 외치는 사람도 있다.

 며칠 전 결석 없이 3년 넘게 운동 중인 은주 씨가 문자를 보내왔다. "태어나서 처음으로 조깅했어요. 한계 지점이 올 때까지 뛰자는 생각으로 했더니 한 번도 안 걷고 10km를 뛸 수 있더라고요. 뛰면서 제 능력에 제가 감탄!! 선생님 생각이 제일 먼저 나서 기쁜 마음에 메시지를 보내요. 이만큼 할 수 있는 건 다 선생님 덕분이에요. 선생님의 열정에 감동받아 지금까지 쉬지 않고 운동할 수 있었어요. 앞으로도 저희 곁에 있어주세요."

운동은 유행이 아니다. 유행을 따르지 마라. 달리기 1년 내내 해봐라. 그보다 좋은 거 없고 팔굽혀펴기 1년 꾸준히 하면 다 근육질 된다. 글을 매일 쓰는 이유도 같다. 꾸준히 운동하면 근력이 늘 듯, 꾸준히 쓰다 보면 필력도 늘지 않을까. 좀 더디고 힘들어도 하다 보면 된다는 믿음으로 지금도 쓴다.

오늘의 추천 운동은 주로 앉아서 키보드를 두드리는 사람에게 좋은 운동이다. 운동 이름도 상쾌한 '굿모닝'이다. 온몸이 쭉 펴지며 허리, 엉덩이, 다리 근육까지 만들어 주는 운동이다. 작가들도 따라 하면 좋겠다. 필력은 한참 뒤지지만 근력은 날 따르라. 괜히 우쭐해진다.

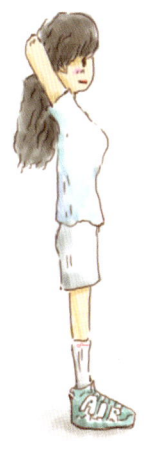
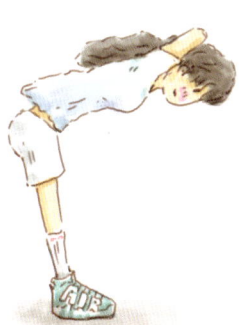

하늘로 솟은 엉덩이

지하철에서

 지하철에서 있었던 일이다. "어어어" 비명에 가까운 사람들의 소리가 들렸다. 돌아보니 지팡이에 의지한 할아버지가 지하철이 흔들리는 바람에 옆에 서 있던 키 작은 할머니에게 기대어 함께 넘어지기 직전이었다. 몸을 틀어 두 분의 겨드랑이에 손을 넣어 한꺼번에 일으켰다. 다행히 넘어지는 사람 없이 무사했다. 나도 놀란 반사 신경이었다. 안도의 한숨을 쉬며 주위를 돌아봤다. 노약자석에 앉아 계시던 노인들이 소리를 지른 거였다. 마음은 있으나 몸을 날릴 처지로 보이진 않았다. 바로 옆에는 대학생으로 보이는 건장한 청년과 직장인으로 보이는 여성이 서 있었다. 그들은 아무렇지 않은 듯 스마트폰을 들여다보고 있었다. 화가 좀

났다. 사람이 죽어도 모를 것 같았다. 그렇다고 오지랖 떨며 한 마디 하고 싶진 않았다. 곁에 서 있던 키 작은 할머니가 안 계셨다면 지팡이에 의지한 할아버지는 '쾅'하며 쓰러졌을 거다. 할머니 덕분이다. 참고로 두 분은 남남이다.

다시 백팩을 고쳐 메고 서 있는데 빤히 쳐다보시며 노약자석의 할아버지 한 분이 엄지손가락을 척하고 올리신다. 고개 숙여 인사드리니 다시 손가락으로 동그라미를 만들어 보내신다. 나도 같이 동그라미를 만들어서 보냈다. 할아버지가 윙크를 하신다. 얼굴이 발개졌다. 쑥스러워 고개를 돌렸다. 대중교통만으로 충분히 재밌는 인생이다.

뚱뚱해 보여?

 승려인 아잔 브라하마가 쓴 『술 취한 코끼리 길들이기』라는 책에 보면 꿩을 닭이라 우기는 아내와 싸우는 남편이 나온다. 닭이든 아니든 무슨 상관인가. 아내가 닭이라 하면 "그래. 닭이네"라고 추임새를 넣어주면 될 뿐이다.

 뚱뚱이가 외출복으로 갈아입으며 묻는다. "뚱뚱해 보여?" 그렇게 먹으면서 뚱뚱해 보이는 건 걱정인가 보다. 하하하 웃음이 나온다. 뚱뚱한 그녀가 걱정하는 건 뚱뚱해 보이는 거다. 나는 "아니!"라고 대답한다. 두 가지 해석이 가능하다. 첫 번째 해석은 '뚱뚱해 보이지 않는다'는 것이고 두 번째 해석은 '뚱뚱해 보이는 게 아니라 뚱뚱하다.'는 것이다. 난 2번으로 답하고 그녀는 1번으로 해석한다. 얼마나 좋은가. 내용이 뭐가 됐든 사이좋은 게 최고다. 닭인지 꿩인지 싸울 필요 없다는 말이다.

여성과 남성의 차이는 신체적 구조만이 아니다. 테스토스테론과 에스트로겐의 농도만으로 나눌 수 있는 게 아니라는 말이다. 원시 시대부터 이어져 온 차이를 인정해야 한다. '남'은 사냥을 하고 '여'는 채집을 했다. 다시 말해서 '남'은 목표를 향해 직진하고 '여'는 주위를 두리번대야 살아남을 수 있었다. 그렇게 시작된 남녀의 차이는 현대의 쇼핑몰에서도 확연히 드러난다.

여름휴가를 앞두고 수영복을 사기 위해 남녀가 쇼핑몰에 도착했다고 하자. '남'은 바로 5층 스포츠 매장으로 직진해서 판매원이 대충 권하는 수영복을 하나 산 뒤 씩씩하게 나온다. 삼각인지 사각인지도 중요하지 않다. 그저 수영복이면 된다. 한편 '여'는 1층 입구부터 두리번대기 시작한다. 층층이 마련된 세일 점포와 이벤트 코너를 둘러보다 어느덧 꼭대기 층에 이르면 다시 내려온다. 내려오는 길에 그릇도 몇 개 구경하고 드디어 수영복 매장에 도착한다. 수영복 매장에서도 물건을 쉽게 고르지 않는다. 원피스와 비키니 각각 한 벌에, 신제품이라는 명목으로 이미 몇 개나 있는 물안경과 스포츠 타월까지 추가 구입한다. 그리고 비키니 위에 걸칠 옷을 고르러 다시 한 번 쇼핑몰을 둘러볼 생각이다.

이처럼 남녀가 함께 쇼핑을 한다는 것 자체가 재앙이다. 남녀 차이에 대해 더 알고 싶다면 로버트 치알디니의 『설득의 심리학』이나 박지영의 『유쾌한 심리학』을 읽어보면 흥미로울 것이다. 서로 다름을 인정하는 데 도움이 될지도 모르겠다.

나는 심리학을 독학한 이후 '여'와 쇼핑을 잘 하지 않는다. 어쩌다 '여'와 함께 쇼핑을 할 때면 입구에서 바로 헤어지며 만날 시간을 정한다. 나는 한두 군데만 둘러본 뒤 책을 보며 기다린다. 물론 '여'가 제시간에 도착하지 않을 것임을 안다. 전에 같이 목욕탕을 갔다가 입구에서 만나기로 한 적이 있다. "두 시간 뒤에 만나." "뭐? 무슨 목욕을 두 시간이나 해." 그렇게 들어간 후 약속한 두 시간이 지나고, 한 시간 가까이 더 기다리는데, 막 나오면서 이렇게 말한다. "앞으로는 같이 오지 말아야겠어. 시간에 쫓기느라 불안해서 제대로 못 씻었어." 무려 세 시간이나 목욕탕에 있다가 완전히 벌겋게 익은 얼굴로 나온 '여'의 항변이었다. 이해할 수 없는 생명체가 바로 '여'구나. 그 생명체도 '남'을 이해 못하겠지.

현명해지기 위해 마지막으로 찾은 방법이 '인정'이다. '이런 존재가 있구나.' '이렇게 살아가는구나'라고 인정하면 간단하다. 예를 들면 "왜 또 울어?"라고 묻는 대신, '원래 잘 우는구나'라고 생각하거나, "왜 일찍 못 일어나?"라고 다그치는 대신 '원래 잠이 많구나'라고 인정하는 거다. 절대 이해하거나 고치려 들지 마라. 그냥 그대로 인정하고 그게 정 힘들면 각자의 길로 돌아가야 한다. 이해가 안 되는 걸 억지로 이해하려다가는 병나고 싸움 난다. '인정'을 깨달은 이후 이렇게 한다. 쇼핑은 따로 하고, 마음이 맞는 건 같이 한다. 카페에서 커피 한 잔 마시며 난 글을 쓰고 그녀는 책을 본다. 이건 서로 잘 맞는다. 제일 편한 사이는 같은 장소에서 서로 다른 일을 해도 아무렇지 않은 사이가 아닐까.

운동할 때도 가르치는 사람과 배우는 사람이 서로 상대를 인정해야 한다. 그래야 운동 효과를 극대화할 수 있다. 주말이 지나고 월요일에 만나는 제자들의 얼굴은 복스럽다. 얼마나 포동포동하고 귀여운가. 주말 내내 뒹굴며 잘 드신 모양이다. 그래서 살짝 빡센 운동을 준비한다. 화나서 그런 거 아니다. 선물이다. 제자들도 선물을 열심히 받는다.

기름기를 쫙 빼주는 운동! 바로 인터벌 트레이닝이다. 선수로 활동하는 제자들이 시합을 앞두고 체중 감량할 때 많이 했던 운동이다. 한 가지 더 덧붙이자면 인터벌 트레이닝은 심폐지구력을 높이는 데 최고다. 최고라는 건 말 그대로 그 이상이 없다는 말이다. 심폐지구력은 유연성, 근력과 더불어 삶의 질을 높이는 체력 중 하나다. 자주 헉헉대는 사람에게 이만한 운동이 없다. 인터벌 트레이닝은 어렵고 복잡한 운동이 아니다. 모든 유산소 운동을 빡세게와 덜 빡세게로 나눠서 하면 된다. 빡세게 하다가 지치면 덜 빡세게 한다. 방법은 다음과 같다. 처음엔 10초 빡세게, 20초 덜 빡세게⋯ 체력이 늘면 반대로 20초 빡세게, 10초 덜 빡세게. 달리기, 자전거, 줄넘기 모두 같은 방법으로 한다.

* 주의사항: 처음부터 무리하다 119 출동한다. 조금씩 늘려라. 빨리 가다 빨리 간다.

알면서 안 한다

몰라서 못 하는 건 가르치면 된다. 선생이 필요하고 책이 중요한 이유다. 반면 알면서도 안 하는 건 좀처럼 방법이 없다. 고집 세고 게으른 사람의 특징 중 하나가 바로 알면서 안 하는 거다. 귀찮아서 안 하고 고집을 피우면서 또 안 한다. 알면서 안 하는 이유를 하나 더 덧붙이자면 절실하지 않아서다. 절실하지 않으니 동기 부여가 되지 않는다. 담배 죽어도 못 끊는다는 사람이 폐암에 걸리면 바로 후회를 하고, 술 없이 못 산다는 사람이 간경화에 걸리면 술을 원수처럼 여긴다. 늦게라도 동기 부여가 된 셈이다. 가치 있는 일에는 늦음이 없고, 절실한 마음은 많은 걸 가능하게 한다. 시한부 선고를 받고도 이겨내고, 완치 판정을 받은 사람들의 공통점은 절실함이었다.

'절실하게 먹고 싶다' 아쉽게도 이게 뚱뚱이들의 공통점이다.
마음껏 먹으며 살 빠지기를 바라다가 지금의 지경에 이르렀다. 살 빼고 싶은 마음과 마음껏 먹고 싶은 마음 중에서 어떤 게 더 절실한지 결정해야 한다. 혹시 살을 빼기 위해 먹고 싶은 마음을 억누르고 있다면 당장 그만둬라. 참는다는 말 속에는 언젠가 폭발한다는 의미가 담겨 있기 때문이다. 굶다가 폭발해서 먹어대는 걸 한 마디로 요요라고 한다. 좀 더 친절하게 설명하자면 요요란 굶고 살을 빼서 기초대사량이 떨어진 뒤, 다시 먹기 시작하면 전보다 빨리 살이 찌는 것이다.

뚱뚱이가 굶는다는 건 수행자와 달리 참는다는 전제가 깔려 있다. 다시 한 번 강조한다. 먹고 싶은 욕망을 참지 마라.

그럼 어떻게 하면 좋을까. 답은 간단하다. 즐겨라! 그동안 많이 먹는 걸 즐겼다면 이제부터 적게 먹는 걸 즐기라는 말이다. 몸 구석구석에서 나는 소리에 귀를 기울여라. 적게 먹으면 당장 뇌는 울면서 슬퍼한다. "기운 없으니까 슬퍼. 빨리 설탕을 줘. 하얇고 부드러운 설탕이 가득한 녀석들을 입에 당장 넣으라고." 뇌는 포도당 없이 못 산다. 탄수화물을 입안에 털어 넣을 때마다 "땡큐!"라 말하지만 알다시피 우리 몸엔 뇌만 있는 게 아니다. 간의 소리를 듣고 위의 소리를 듣고 혈관의 소리와 무릎의 소리도 들어야 한다. 이 친구들은 적게 먹을수록 고마워한다. 틀림없이 "오빠, 멋져!" "언니, 최고야!"라고 말해 줄 것이다.

뇌를 다스리고 관절을 살리고 혈압을 낮추고 불필요한 지방을 걷어 내자. 귀엽고 사랑스러웠던 모습으로 돌아가자. 살찐 걸 나무라는 게 아니다. 끊임없이 살 빼야 하는 걸 알면서 안 하는 당신의 고집과 게으름을 탓하는 거다. 알면 하자. 모르면 배워서 하고.

많이 먹고 운동 안 하면 생기는 병인 대사증후군을 다른 말로 메타볼릭 신드롬이라고 한다. 우리가 흔히 쓰는 말로 성인병이다. 고혈압, 고지혈증, 당뇨, 복부비만… 이런 것들이 연쇄적으로 일어나는 것이다. 당장 죽을 병은 아니지만 점점 삶의 질이 나빠지게 된다. 병에 걸릴까봐 걱정하지 마라. 뱃살 빼면 다 좋아진다. 허리둘레 줄이면 성인병이 덩달아 줄어들고 자신감까지 생기면서 웃음이 절로 나온다. 더 말할까. 아니다. 입 아프고 손

아프니까 좋은 책 한 권 사서 봐라. 고집 세서 이 책으론 안될 테니까 유명한 의사가 쓴 책을 찾아보기 바란다. 고집 센 인간들 특징 중 하나가 가까운 사람 말은 안 듣고 유명한 사람 말은 잘 듣는 거니까.

'살 빼야 하는데…' 이런 맘이 조금이라도 드는 사람이라면 빼라. 결국 빼야 한다. 언제까지 갈등할 건가. 뚱뚱해도 건강하다는 걸 믿고 싶겠지. 어떤 연구에서 적당한 비만인이 더 오래 산다고 발표했는데 적당한 기준이 뭔지 모호하다. 평생 담배를 태운 할머니가 100세 넘게 사셨다는 결과와 다를 바 없다. 사회적으로 성공한 사람들을 잘 살펴봐라. 뚱뚱한 사람 별로 없다. 자기 관리가 철저하다는 뜻이다. 뚱뚱하면 성공 못한다는 게 아니다. '살 빼야 하는데…'라는 마음을 먹었다면 실천하라는 말이다. 못하겠다면 차라리 '살 빼야 하는데…'라는 마음 대신 "살찌면 어때. 잘 먹고 잘 살면 되지."라는 말로 슬로건을 바꿔라.

고집 센 사람 이겨본 적 없고 이길 맘도 없다. 잘 먹고 잘 살아라. 고집불통 말고도 도와줄 사람 많다. 나도 바쁘다. 혹시 고집을 꺾고 부지런해질 자신이 있다면 연락해라. 연락처는 부지런하면 금방 찾는다. 달려가서 머리 맞대고 도움 줄 용의가 있다. 당장 연락하기 전에 아래의 식단과 운동을 두 달만 해봐라. 두 달도 못하면 연락하지 마라. 만나서 입 아프다.

- 식단과 운동 -

아침, 점심, 저녁 즉 세 끼를 꼭 먹어라 /
꼭 제시간에 먹어라 / 식사 시간은 30분을 기본으로 채워라 /
꼭꼭 씹어 먹어라 / 기존에 먹던 양의 절반만 먹어라 /
물은 되도록 자주 마셔라 /
몸에 안 좋은 음식, 살찔 거 같은 음식은 삼가라 /
하루 최소 만보 걸어라 /
이 책에 나오는 운동을 매일 번갈아 해라

두 달 꾸준히 하고 연락하면 상담은 물론 차 한 잔 대접하겠다고 약속한다.

아빠와 아들

 아빠와 아들이라고 하기에 조금 어색할지 모르겠지만, 우리 아버지도 돌아가시는 날까지 '아빠가'라며 다 큰 아들에게 아빠라 불리기를 좋아하신 걸로 짐작건대, 그냥 아빠와 아들이라고 하겠다.

 버스를 탔다. 경기도에서 서울로 향하는 광역 버스다. 처음부터 불쾌한 맘이 든 건 버스 기사의 태도 때문이었다. 버스에 타자마자 급출발을 하는 바람에 승객들이 휘청대고 −운동 신경 좋은 나 역시 넘어질 뻔했다− 가는 내내 멀미가 날 정도로 난폭 운전을 하며, 압권인 것은 요즘 보기 드물게 스마트폰을 귀에 대고 통화를 한다는 사실이었다. 그것도 올림픽 도로를 달리는 중에 말이다. 다들 공포 분위기에 휩싸였지만 운전대를 잡은 기사 눈치를 보느라 한마디 말도 못 했다. 내가 '찰칵'하고 일단 안전띠를 매자 주변의 사람들도 하나둘씩 따라서 안전띠를 맸다. 계속 통화를 하는 그를 보며 조용히 말했다. "기사님! 전화 통화 나중에 하세요." 화를 내고 싶었지만 운전대를 잡은 그를 자극하고 싶지 않았다. 백미러로 뒤를 한 번 보더니 짜증 난 목소리로 "나중에 전화할게"라며 통화를 멈췄다. 그것만도 다행이었다. 순간 고민했다. 버스회사에 전화를 해야 하나, 말아야 하나. 고민을 거듭하는 와중에 서울에 진입했다.

서울에 진입하자마자 정지 신호를 늦게 본 버스 기사가 급브레이크를 밟았다. 끼익 소리와 함께 버스가 횡단보도 중간에 걸쳐 섰다. '아, 저 인간을…' 진짜 화를 낼 찰나에 문득 신호 대기 중인 사람들을 봤다. 어라, 잘못 본 건가. 두 사람이 손을 잡고 있다. 연인이 아니다. 친구도 아니다. 부자다. 부자! 아빠와 아들! 어떻게 아냐고? 붕어빵이다. 20대 후반의 키 180cm, 체중 92kg의 줄무늬 티셔츠에 청바지를 입은 아들과 키 172cm, 체중 78kg의 머리숱이 부족한 50대 후반 등산복 차림의 아빠가 손을 잡고 있다. 키와 몸무게는 따지지 말고 넘어가기 바란다. 어림잡아 그렇다는 말이니까.

출발한 버스 안에서 뒤까지 돌아보며 횡단보도를 건너 시야에서 사라지는 두 사람을 지켜봤다. 아들은 지적 장애인이었다. 아들은 아빠를 연신 쳐다보며 웃음을 잃지 않았고, 아빠 역시 아들을 보며 흐뭇해했다. 기억하나. 어린 시절 친구들과 손을 잡고 흔들며 걷던 모습을. 그 둘의 추억은 현재 진행형이었다. 가방 안에 카메라가 있었고 주머니에는 스마트폰이 있었다. 사진으로 뒷모습을 담을까 하는 마음이 잠시 들었지만 고개를 흔들었다. '눈을 떼지 말자. 슈퍼 초고화질 눈으로, 무한정 용량의 가슴에 저 둘을 담자.' 잔상이 지금까지 남아 마음을 녹인다. 손을 꼭 잡고 흔들며 서로를 바라보던 두 사람. 아빠의 눈에 아들의 장애는 보이지 않고 아들의 눈에 아빠는 모든 것이다. 더 이상 바랄 게 있을까.

아니다. 개인적으로 하나만 바라자. 그 아빠가 오래오래 건강하게 사는 거! 장애를 가진 자식을 둔 부모의 맘이 이와 같겠지. 미래를 걱정하며 두려워하고, 과거를 기억하며 우울해하는 대신 현재의 사랑에 감사하자. 두 사람을 기억하자. 아빠가 보고 싶다. 손을 잡고 흔들고 싶다. 꼭 끌어안고 싶다. 잘 계시겠지. 꿈속에서 만나지 뭐. 아빠가 살아 계신 사람들이여. 가슴 부서지게 안아라. 사랑한다 말해라. 손을 잡아라. 밥을 같이 먹어라. 그래야 한다. 아빠의 이마가 따뜻할 때 그래야 한다.

버스 기사 어떻게 됐냐고? 다 까먹고 말았다. 그 역시 누군가의 아빠겠지. 버스 회사에 전화 안 하길 잘했다. 잘리면 어쩔 뻔했어. 텔레파시를 보내보자. '앞으로 운전은 그렇게 안 하면 좋겠어. 다음에 또 그러면 신고할 거야. 아니, 욕해줄 거야. 아빠와 아들이 당신을 봐준 거야. 집에 가서 당신 가족한테 잘해. 부탁이야.'

배고프다. 밥 먹어야겠다. 근데 누구랑 먹지?

배려

 제자들 보시오. 나 역시 그대들의 제자임을 밝히며 글을 쓰오. 그대들에게 많은 걸 배우고 있소. 꾸준함, 노력, 배려는 물론이고 진취적 성향(먹을 거에 대해서), 긍정적 성격(역시 먹을 거에 대해서), 추진력(또한 먹을 거에 대해서)을 잘 배우고 있소. 어쨌든 우리는 사이가 좋소. 가까운 사람과 사이좋음! 이보다 더 좋은 게 이 세상에 있기나 하오. 요즘 보람 있고 행복하오. 그대들 덕이요. 정중하게 감사의 인사를 하겠소. 꾸벅.

 오늘은 모든 것들 중에 '배려'에 대한 고마움을 전하려 글을 쓰고 있소. 오늘 아침 '불가항력'이라는 단어를 떠올렸소. 지하철 1호선이 한 시간 30분 넘게 고장 나서 애를 먹었소. 지연 방송이 한참 지나서야 나올 때 사람들은 이미 포화 상태였고 아수라판이 따로 없었소. 이리저리 발을 굴러 뛰었지만 모든 교통수단이 마비에 가까워서 처음으로 한 대학의 강의를 펑크 내고 말았소. 사과의 전화를 하고 메시지를 보내자 그 누구도 불평 한마디 없이 오히려 내 걱정을 하는 게 아니겠소. 진짜 고마웠소.

'배려'에 대한 이야기 두 가지를 추가하오. 내 살다 살다 청바지를 입고 운동을 가르친 건 처음이오. 요즘 정신을 어디에 두고 다니는지 그날은 가방에 각종 물건을 다 챙겨 넣으며 운동복 하의를 빼먹은 모양이오. 아무리 뒤져도 나오지 않길래 결국 상의만 운동복으로 갈아입고 하의는 청바지를 그대로 입고 운동을 가르쳤소. 25년 운동 지도 경력에 처음 있는 일이오. 미안한 맘을 담아 양해를 구했는데 배려심 넓기 이를 데 없는 순박한 제자들이 웃어넘기며 더 열심히 하는 게 아니오. "제 바지 갖다드릴까요?" "멋있어요!"라는 제자들. 이들을 제자라 쓰고 천사라 부르오.

마지막 이야기를 하오. 이건 쓸까 말까 하다 쓰오. 결정 장애자가 시치미 대신 고백을 택했소. 지난주 저녁 강의 중 시범을 보일 때 일어난 일이오. 그날따라 제자들이 많이 와서 기분이 좋았소. 난이도 있는 스쿼트 점프라는 운동을 제대로 보여주기 위해 음악까지 잠시 정지해 놓고 시범을 보였소. 멋지게 점프를 해서 쭈그려 앉는 순간 "뿌우우웅 뿌웅"하고 방귀가 새어 나왔소. 최근 1년 내 가장 크고 용감하며 우람한 방귀였소. 0.5초의 정적을 뒤로하고 아무 일 없던 듯 계속 시범을 보이며 "잘 봤죠? 이렇게 하면 됩니다. 시작~"하고 음악의 볼륨을 최대한 높였소. 소 잃고 외양간 고친 거와 다를 바 없소. 그제야 그대들의 표정을 거울로 힐끗 살폈소.

아무도 웃지 않으며 진지한 표정으로 열심히 운동을 하는 게 아니오. 아! 이런 천사들을 봤나. 박장대소를 해도 모자랄 일이며, "선생님. 똥 싼 거 아니에요?"라고 놀려도 할 말 없는 상황이었소. 그럼에도 불구하고 대양의 신 오케아노스의 바다와 같은 맘으로 괄약근 조절이 안 된 스승의 처지를 가엾게 여기며 배려심을 발휘하는 모습을 봤소. 감동이오.

그대들은 진정 천사요, 나의 오케아노스요!

오늘 날씨 좋다

 이런 날은 무조건 걸어야 한다. 일하다 걷고, 밥 먹고 걷고, 퇴근하며 걸어야 한다. 스트레스에 찌든 몸에 광합성을 하자. 산소를 들이켜고 햇볕을 맞자. 일 년 중 딱 걷기 좋은 하루가 있다면 바로 오늘이다. 핑계 댈 게 없잖은가. 날이 더운가. 비가 오는가. 미세먼지가 있는가. 아! 자외선. 그쯤은 선크림 듬뿍 바르면 된다. 폼 나게 선글라스 끼고(사실 선글라스는 폼이 아니지만) 작열하는 태양을 마주하자. 그동안 너무 바빠서 하늘이 어떻게 생겼는지 모르고 살았다면 오늘부터 그러지 않기로 하자. 화장실 가는 길에 5분만 걷자. 스마트폰 덮고 5분만 걷자. 한 시간에 한 번 5분만 걷자. 걷지 않는 사람과 얘기하기 피곤하다. 걸어야 건강하고 걸어야 살 빠지고 걸어야 화를 푼다. 얼마나 걸으면 좋을까. 걷지도 않는 종족들이 꼭 묻는 말이다. 친절하게 답한다. 45분쯤 걸으면 지방 태우는 데 가장 효과적이다. 물론 1분만 걸어도 안 걷는 것보다 좋다. 이만 걷기 위해 나서야겠다.

오늘은 무조건 많이 걷는 걸 목표로 Let's Go~

| 에필로그 |

 글 쓰는 게 좋아서 글을 끄적대다 보니 벌써 두 권의 책을 내고 다시 작가의 길에 도전합니다. 모든 원고는 경험한 사실을 바탕으로 재미와 감동을 주고자 했으나 어느 하나도 흡족하진 않습니다. 다만, 제 글을 아끼고 사랑해주는 소수의 의견에 따르면 진솔하고 소박한 느낌을 받는다고 합니다. 그에 용기를 얻어 열심히 썼습니다. 또한, 전작들보다 준비 기간을 길게 하고 주변의 이야기에 귀 기울이며 쓰고 고쳐 쓰고 다시 썼습니다. 절실하게 준비한 이유는 누군가에게 도움이 되리라는 믿음 때문입니다. 천 번의 건강 강연과 25년의 짧지 않은 운동 지도를 통해 많은 분들의 건강과 운동에 대한 지대한 관심을 잘 알고 있습니다.

이 글에 등장하는 사람들은 제가 될 수도 있고 또 여러분이 될 수도 있습니다.

운동이 무슨 신약이나 최신 패션도 아닌데 개발을 하고 유행을 타는지 모르겠습니다. 저 같은 사람이 해야 할 일은 운동을 개발하고 유행을 시키는 게 아닙니다. 단지 몸을 움직여야 건강하게 살 수 있다는 사실을 알리고 한 사람이라도 더 팔다리를 부지런하게 만드는 것입니다. 매일 강의를 하고 글을 쓰고 운동을 가르치고 있습니다만 몸이 하나인 데다 유명인이 못 되는 형편이라 영향력이 제한되어 있습니다. 다행히도 글 한 줄의 힘이 열 마디 말보다 크다는 사실을 깨닫고 치열하게 끄적이는 중입니다.

제가 추구하는 운동은 첫째가 건강을 위한 것이며 그다음이 사람과의 소통이며 마지막이 몸매를 만드는 일입니다. 책에 등장하는 여러 등장인물과 뚱뚱이들은 가족, 친구, 제자입니다. 사랑하는 사람에게 전하는 잔소리로 들어주시고, 혹 글을 읽다가 상처가 되는 경우가 있다면 그건 전적으로 제 잘못입니다. 표현이 부족하여 마음을 잘 전하지 못한 것뿐입니다. 진심은 아프고 소외당한 그리고 실패를 경험한 사람들을 향하고 있습니다.

인정하기 싫지만, 문턱이 제일 낮은 직업이 운동 지도자라고 합니다. 체대 입시는 수능이 임박해서야 준비하고, 몸 좀 만들면 가르치려 들고, 비전문가들까지 운동 책을 내기 때문입니다. 물론 누구나 체육 지도자가 될 수 있고 누구든 책을 낼 수 있습니다. 그러나 아무나 그래선 안 됩니다. 자신의 몸이 근육질인 것과 타인을 가르치는 건 완전히 다른 분야입니다. 국민의 사랑을 받던 선수 박지성이 지도자 과정인 FIFA 마스터 코스에 도전해서 졸업했다고 들었습니다. 이처럼 선수=지도자의 공식은 성립하지 않습니다. 선수는 단지 좀 더 유리한 위치에 있을 뿐입니다.

"재밌어. 최고야!"라며 시종일관 칭찬을 해 주신 오석태 선생님, 귀를 쫑긋 기울이며 작가의 의견을 반영해준 휴먼카인드 편집부, 초고만 보고 출판을 결정한 송정현 이사님, 에피소드마다 영감을 준 등장인물들, 자기 일처럼 열성적으로 함께 해 준 그와 그녀들에게 고마움을 전합니다. 블로그 독자 중에서도 댓글로 용기를 준 분들이 많습니다. 덕분에 실제 블로그에 올렸던 글을 추려 양념으로 넣기도 했습니다. 역시 고개 숙여 인사드립니다.

끝으로 이 책을 손에 든 독자들이 운동을 벌이 아닌 상으로 느끼게 되기를 희망합니다.

2017년 가을 고만재

하늘로 솟은 엉덩이

초판 1쇄 2017년 10월 20일
초판 2쇄 2017년 11월 29일

글 고만재
그림 이갈렙

발행인 송정현
기획 최종삼
진행 휴먼카인드
디자인 이주원

펴낸곳 (주)애니클래스
주소 서울 금천구 가산디지털1로 19 대륭테크노타운 18차 803호
등록 2015년 8월 31일 제2015-000072호
문의 070-8610-5350
값 12,000원
ISBN 979-11-957733-8-1 13810
ⓒ 고만재, 2017 by anyclass Co.,Ltd.

* 잘못된 책은 구입처에서 바꾸어 드립니다.
* 이 책의 저작권은 지은이와 애니클래스에 있습니다.
  이 책 내용의 전부 또는 일부를 재사용하려면 반드시 양측의 서면 동의를 받아야 합니다.
* 이 도서의 국립중앙도서관 출판예정도서목록(CIP)은 서지정보유통지원시스템 홈페이지
  (http://seoji.nl.go.kr)와 국가자료공동목록시스템(http://www.nl.go.kr/kolisnet)에서
  이용하실 수 있습니다.(CIP제어번호: CIP2017025892)